黄帝外经

（清）陈士铎 著

侯鑫磊 主编

YNK 云南科技出版社
·昆明·

图书在版编目（ＣＩＰ）数据

　　黄帝外经 /（清）陈士铎著；侯鑫磊主编 . -- 昆明：
云南科技出版社，2024. -- ISBN 978-7-5587-5810-2

　　Ⅰ . R22

　　中国国家版本馆 CIP 数据核字第 2024Z46R86 号

黄帝外经

HUANGDI WAIJING

（清）陈士铎　著　侯鑫磊　主编

出 版 人：温　翔

责任编辑：赵敏杰

特约编辑：郁海彤　康永红

封面设计：李东杰

责任校对：孙玮贤

责任印制：蒋丽芬

书　　　号：ISBN 978-7-5587-5810-2

印　　　刷：鸿鹄（唐山）印务有限公司

开　　　本：710mm×1000mm　1/ 16

印　　　张：17

字　　　数：235千字

版　　　次：2024年11月第1版

印　　　次：2024年11月第1次印刷

定　　　价：59.00元

出版发行：云南科技出版社

地　　　址：昆明市环城西路609号

电　　　话：0871-64192481

　　《黄帝外经》又名《外经·岐伯天师传》，是《黄帝内经》的姊妹篇，在汉代被称为"医经七家"之一。据《汉书·方技略》载："《黄帝内经》十八卷，《外经》三十七卷；《扁鹊内经》九卷，《外经》十二卷；《白氏内经》三十八卷，《外经》三十六卷；《旁篇》二十五卷。右医经七家，二百一十六卷。"可见汉代《黄帝内经》与《黄帝外经》属于各家之言，并行不悖。1980年，天津市卫生职工医学院图书馆在整理古医籍过程中发现了《外经微言》，这本书前无序，后无跋，封皮残缺，印章亦已模糊难辨。卷首有"岐伯天师传，山阴陈士铎号远公又号朱华子述"字样，其书末朱题"嘉庆二十年静乐堂书"，其笔体与正文稍异，疑或后人所加。经有关专家鉴定为清代精抄本。经查阅多种图书目录，均未见记载《外经微言》一书，后查《山阴县志》方知陈士铎确有此书行世。本次整理，我们依据的就是此底本。

　　《黄帝外经》是黄帝、岐伯与二十五位大臣在"宫廷外"探讨养生、修真和中医学的专著。书中运用阴阳五行的哲理，畅论了顺逆、天癸、月经、子嗣、寿夭、脏腑、经络、三才、四时、五运、六气、八风、伤寒、春温、移寒、善养、寒热等，重点对养生和五行理论以及临证应用进行了阐发，从安心守神、保精等方面论述了养生之道，肺金篇、肝木篇等十三篇专门论述五脏六腑的生克关系和宜忌常变的原理以及脏腑病变的治疗原则，所有可能发生的天、地、人之间的互动情况及其造成的影响。阐发了《黄帝内经》的经络学说、六气学说，补充了《黄帝内经》的诸多不足，与《黄帝内经》互为表里，互相补充，共同形成了中医的理论体系。《黄帝外经》的问世，使内、外二经珠联璧合，相得益彰。

　　为了使读者能正确理解和运用《黄帝外经》的理论，本书每篇都设有原文、注释、译文。在"注释"时，参考各家，力求浅显易懂，精要，难字注音。本书"译文"在段落、句型、标点诸方面尽量与原文相一致；在意译上，力求准确，追根求源，使这一文辞古奥、年代久远的中医学经典著作跨越历史条件的限制，发挥新的作用。本书适合有志于研究《黄帝外经》的读者朋友们阅读参考。

　　鉴于编者水平有限，难免会有疏漏、谬误、欠妥之处，恳请读者提出宝贵意见，以便再版时修正。

侯鑫磊

【目 录】

第六卷

第七卷

第一卷

阴阳颠倒篇第一

原文

黄帝①闻广成子②窈窈冥冥③之旨，叹广成子之谓天矣！退而夜思，尚有未获。

遣鬼臾区④问于岐伯⑤天师曰：帝问至道于广成子。

广成子曰：至道之精，窈窈冥冥；至道之极，昏昏默默⑥。无视无听，抱神以静，形将自正。必静必清。无劳汝形，无摇汝精，无思虑营营，乃可以长生。目无所见，耳无所闻，心无所知，汝神将守汝形，形乃长生。慎汝内，闭汝外⑦，多知为败。我为汝遂于大明之上矣，至彼至阳之原也；为汝入于窈冥之门矣，至彼至阴之原也。天地有官，阴阳有藏，慎守汝身，物将自壮，我守其一，以处其和，故身可以不老也。天师必知厥义⑧，幸明晰之⑨。

岐伯稽首⑩奏曰：大哉言乎！非吾圣帝安克闻至道哉？帝明知故问，岂欲传旨于万祀乎！何心之仁也！臣愚，何足知之。然仁圣明问，敢备述以闻。窈冥者，阴阳之谓也。昏默者，内外之词也。视听者，耳目之语也。至道无形而有形，有形而实无形。无形藏于有形之中，有形化于无形之内，始能形与神全，精与神合乎。

001

鬼臾区曰：诺，虽然师言微矣，未及其妙也。

岐伯曰：乾坤之道，不外男女。男女之道，不外阴阳。阴阳之道，不外顺逆。顺则生，逆则死也。阴阳之原，即颠倒之术也。世人皆顺生，不知顺之有死；皆逆死，不知逆之有生，故未老先衰矣！广成子之教，示帝行颠倒之术也。

鬼臾区赞曰：何言之神乎？虽然，请示其原。

岐伯曰：颠倒之术，即探阴阳之原乎！窈冥之中有神也，昏默之中有神也，视听之中有神也。探其原而守神，精不摇矣。探其原而保精，神不驰矣。精固神全，形安能敝乎⑪？

鬼臾区覆奏帝前。

帝曰：俞哉⑫！载之《外经》，传示臣工⑬，使共闻至道，同游于无极之野⑭也。

陈士铎⑮曰：本篇帝问而天师答之，乃首篇之论也。问不止黄帝，而答止天师者，帝引天师之论也。帝非不知阴阳颠倒之术，明知故问，亦欲尽人皆知广成子之教也。

注 释

①黄帝：古代传说中的五帝之首，后被尊为中原各族的共同祖先。传说为少典之子，姓公孙。居轩辕之丘，故号轩辕氏。居姬水，又姓姬。国于有熊，故称有熊氏。今国人自称炎黄子孙，所谓炎黄即指炎帝与黄帝。

②广成子：传说中的上古仙人，隐居于崆峒山修炼的有道高士、上古真人。相传是上古黄帝时期的道家代表人物，黄帝曾向广成子请问至道之要，求问治国治身之术。

③窈窈冥冥：窈窈，深奥，深远；冥冥，幽深，邈远。形容精深微妙。

④鬼臾区：又作鬼容区，号大鸿，善占星气，明医理，通兵法，是岐

伯天师的及门弟子，死葬于雍，称鸿冢。传说中的上古医家，黄帝的大臣，曾佐黄帝发明五行，详论脉经，于难经究尽其义理，以为经论。

⑤岐伯：相传为黄帝的大臣，后世尊称为"华夏中医始祖""医圣"，被尊为天师。擅长医术，曾与黄帝讨论经、脉之道。中医经典著作《黄帝内经》即托名黄帝与岐伯论医之作，显示了岐伯高深的医学造诣。后世称中医为岐黄，源于此。

⑥昏昏默默：不看、不说或看不见、听不到的虚静状态。指至道难见莫测。

⑦慎汝内，闭汝外：慎守在内的气血精髓，不要轻易耗散精力；关闭在外的眼、耳、鼻、口等体表官窍或内部孔窍，不使精神消散。指慎重地修养内心，杜绝外界影响身心健康的事物。

⑧厥义：指天师必知广成子传道之义。厥，其。义，道义。

⑨幸明晰之：指盼望能明确地解析。晰，清楚明白。

⑩稽首：古代一种跪拜礼。行礼时，拱手胸前先拜，而后叩头到地，为九拜中最隆重的一种，是古人最恭敬的礼节。鬼臾区代帝问道，岐伯虽贵为天师，但仍为黄帝之臣，故行稽首之礼回奏。

⑪敝乎：指败坏，衰败。

⑫俞哉：妙哉。表示肯定、应允的感叹词，然也、好吧。

⑬臣工：指群臣百官。

⑭无极之野：无穷无极，大道之太虚妙境。指可以化生一切的最高境界。

⑮陈士铎：字敬之，号远公，别号朱华子，又号莲公，自号大雅堂主人，浙江山阴（今浙江绍兴）人。陈士铎是清代著名的中医学家，其存世著作有《外经微言》《本草新编》《洞天奥旨》《脉诀阐微》《灵枢新编》《石室秘录》《辨证录》《辨证玉函》等数种。

译文

黄帝听闻了广成子精深微妙的修真奥旨，赞叹说："广成子真可以说是天人啊！"

黄帝回到房间休息，在深夜里不免沉思，觉得自己还有未能领悟的地方。

于是，他派遣大臣鬼臾区去向岐伯天师请教，说："黄帝向广成子请教最好的养生之道。"

广成子说："最好的养生之道达到精妙之处，是窈窈冥冥的状态；最好的修炼之法达到极致之处，是昏昏默默的状态。看到了却如同没看到，听到了却如同没听到，保持元神的安定静默，形体自然会健康。保持虚静与清正。既不要无谓地损耗形体，也不要轻易地动摇你的精气，更不要有思虑营求的念头，这样才可以达到长生。眼睛没有什么可看见的，耳朵没有什么可听见的，心中没有什么可以感知到的，你的元神自会守护你的形体，形体就可以得到长生。慎重地守护你内在的精气神，闭紧你外在的孔窍，感知得越多精力或形体就会越耗散衰败。我为你通达明白至道的变化规律，那里是至阳之源；为你指出进入玄妙精深之门的窍门，那里是至阴之源。天地的运行是有主宰的，阴阳的变化是有归藏的，要谨慎地守护住你的身体，身体中的精气神自然会壮旺不衰。我守护好我的玄妙关窍，始终保持精气神的平和，因此身体可以常青不老。天师，您必然是知道广成子所传大道的真义，请您明白地给予解释和分析。"

岐伯跪拜拱手回奏说："这是多么伟大的宗旨啊！如果不是我们圣明的黄帝，怎么能够听得到如此至高无上的大道呢！黄帝明知故问，难道是想将这至道奥秘传给千代万世的人们吗？圣心真是宽厚仁慈啊！为臣我愚钝，哪里能懂得如此神圣的大道呢？但是，仁慈的圣帝既然问这些问题，我怎敢不详细地讲述我所听闻的真旨。所谓窈冥这种似睡非睡的入静状态，是对一阴一阳的称谓。所谓昏默这种眼不看口不言的定静状态，是对内外之别的描述。所谓视听这种目无见耳无闻的状态，是对耳目的要求。至高无上的养生之道既无形而又有形，虽然有形而其实无形，并且无形隐藏在有形之中，有形化于无形之内，这样才能让人形、神俱妙，精、神合一。"

鬼臾区说："是啊，虽然天师您所说的道理已经很深奥入微了，但我还是没有领悟其中的玄妙之处！"

岐伯说："所谓乾坤之道，也就是天地之道，无非世间男女。所谓男女之道，也就是男女之间，无非阴阳两性。所谓阴阳之道，也就是阴阳交感，无非顺逆关系。顺行则生，逆行就会死。所谓阴阳的原理，就是掌握了生死顺逆规律的颠倒之法。世人都懂得顺则生，而不知道顺也有死亡；都知道逆则死去，而不知道逆中也有生机，因此才会有未老先衰的现象！广成子给黄帝讲的至道教旨，就是启示黄帝修行这种颠倒之术而已。"

鬼臾区赞叹说："这话讲得真是神妙啊！虽然如此，还请您明示阴阳颠倒之术的原理。"

岐伯说："所谓的颠倒之术，就是要探明阴阳顺逆之道的原理！所说的窈冥，即幽深奥妙之中有元神的主宰；所说的昏默，即虚静之中有元神的存在；所说的视听，即目视耳听之中也有元神的支配。只有探明其中的原理而且守住内在的元神，才可以使元精不动摇。只有探究其中的原理而且守住体内的元精，才可以使元神不外耗。元精牢固元神保全后，身体又怎么会未老先衰呢？"

鬼臾区将此话奏报给黄帝。黄帝说道："妙极了，把这些至高无上的大道及其原理记载在《外经》上，传授展示给大臣和医官们，让他们共同听闻这养生最好的方法和道理，一起修真练功，共同达到养生的最高境界。"

陈士铎说："这一篇的基本内容是黄帝提问，天师回答。这是《外经》首篇的论述。提问者不只是黄帝一人，而回答者只有岐伯天师，是黄帝在引述天师的言论。黄帝并不是不懂得阴阳颠倒之术，他明知故问，主要是为了让所有人都懂得广成子所讲的教旨。"

顺逆探原篇第二

原 文

伯高①太师问于岐伯曰：天师言颠倒之术，即探阴阳之原也，其旨奈何？

岐伯不答。

再问曰：唯唯②。

三问。

岐伯叹曰：吾不敢再隐矣！夫阴阳之原者，即生克③之道也。颠倒之术者，即顺逆之理也。知颠倒之术，即可知阴阳之原矣。

伯高曰：阴阳不同也。天之阴阳，地之阴阳，人身之阴阳，男女之阴阳，何以探之哉？

岐伯曰：知其原亦何异哉！

伯高曰：请显言其原。

岐伯曰：五行顺生不生，逆死不死④。生而不生者，金生水而克水，水生木而克木，木生火而克火，火生土而克土，土生金而克金，此害生于恩也。死而不死者，金克木而生木，木克土而生土，土克水而生水，水克火而生火，火克金而生金，此仁生于义也。夫五行之顺，相生而相克；五行之逆，不克而不生。逆之至者，顺之至也。

伯高曰：美哉言乎！然何以逆而顺之也？

岐伯曰：五行之顺，得土而化。五行之逆，得土而神。土以合之，土以成之也。

伯高曰：余知之矣！阴中有阳，杀之内以求生乎。阳中有阴，生之内以出死乎。余与帝同游于无极之野也。

岐伯曰：逆而顺之，必先顺而逆之。绝欲而毋为邪所侵也，守神而毋为境所移也，炼气而毋为物所诱也，保精而毋为妖所耗也。服药饵以生其津，慎吐纳以添其液，慎劳逸以安其髓，节饮食以益其气，其庶几乎？

伯高曰：天师教我以原者全矣。

岐伯曰：未也，心死则身生⑤，死心之道，即逆之之功也。心过死则身亦不生，生心之道又顺之之功也。顺而不顺，始成逆而不逆乎。

伯高曰：志之矣，敢忘秘诲哉。

陈士铎曰：伯高之问，亦有为之问也。顺中求逆，逆处求顺，亦死克之门也。今奈何求生于顺乎？于顺处求生，不若于逆处求生之为得也。此一"逆"字，知者自知，迷者自迷。诸君自扪其心，知否？

注 释

①伯高：黄帝的大臣，传说上古之经脉学医家，被封为太师。相传为黄帝之医，佐帝论经脉，穷究义理。今本《黄帝内经》中某些篇节是以黄帝、伯高问答之形式行文。

②唯唯：恭敬的应答声。引申为卑恭顺从谨慎之意。这里指说话唯唯诺诺，有应付的意思。

③生克：指金、木、水、火、土五种物质的互相生发（如金生水、水生木、木生火、火生土、土生金）以及互相克制（如金克木、木克土、土克水、水克火、火克金）的关系。后引申为一般物质之间的辩证关系。

④五行顺生不生，逆死不死：五行生克如果顺行相生之道，当金化生为水时，金本身必有伤损，所以说五行顺生不生。五行生克如果逆走相克之路，当金在克木的同时，木因受到金的制约反而使自身的生化趋向平稳，所以说五行逆死不死。这是讲物极必反、苦尽甘来的辩证法。

⑤心死则身生：心，这里指私心邪念。心死，此指万念悉捐的状态。只有杜绝了私心邪念，才会有健康的身体。

译 文

伯高太师请问岐伯说："天师您所说的颠倒之术，就是探究阴阳的根源，其中的宗旨是什么呢？"

岐伯没有回答。

伯高再次问，岐伯还是唯唯诺诺。

伯高第三次追问。

岐伯叹息说道："我不敢再隐瞒不说了，不然就辜负了黄帝欲使至道传承于万代的美意！实际上阴阳的原理就是五行相生相克的道理！而颠倒之术，就是顺从逆返的道理，即把顺从后天外耗改变为逆转先天内收。知道了颠倒之术，就可以知道阴阳的原理！"

伯高说："阴与阳是不同的。有属于天的阴阳，有属于地的阴阳，有属于人身的阴阳，有属于男女的阴阳，这些不同的阴阳该如何去探索呢？"

岐伯说："知道了阴阳的原理，那么天地、人身、男女这些阴阳又有什么不同呢！"

伯高说："请您明确地谈谈阴阳生克的原理。"

岐伯说："五行顺行相生而不能生，逆死也不会死。所谓相生而不能生，就是指金能生水而又能克水，水能生木而又能克木，木能生火而又能克火，火能生土而又能克土，土能生金而又能克金，这就是'害生于恩'的道理！所谓逆死而不会死，就是指金能克木而又能生木，木能克土而又能生土，土能克水而又能生水，水能克火而又能生火，火能克金而又能生金，这就是'仁生于义'的道理。在五行的顺行中，相生中存在着相克；在五行的逆行中，不相克就不会相生。逆行达到极点时，顺行也会达到极点。"

伯高说："说得太美妙了！然而，怎样才能使逆变为顺呢？"

岐伯说："五行的顺行，得到土就会发生变化。五行的逆行，得到土就会变得神妙。无论顺行还是逆行，土可以使其相合，土可以使其相成。"

伯高说："我知道这个道理了。阴中有阳，是指在克杀中可以求得生机。阳中有阴，是指在生机中可以产生死因。我也可以与圣帝共同遨游于养生的无极境界。"

岐伯说："想要使逆行变成顺行，必须先从习惯性的顺行里面渐渐逆转出来。要断绝欲望而不让邪气侵害，保持元神的稳定，不受外界环境的干扰，锻炼元气而不为外物所诱惑，保护元精而不被妖邪所耗损。同时，可以服用药物来生津液，谨慎吐纳以便增加精气，要注意劳逸结合以便静养神髓，节制饮食以补益元气。只要注意这几种事项，就可以得道长生了。所谓修行有道不就是这样的吗？"

伯高说："天师您教导我的探寻阴阳顺逆的原理可真齐全啊！"

岐伯说："还是不够齐全。如果把那些心中的念头都断绝掉，身体就能长久地生存。断除念头的方法，就是逆转的功效。但是心太过于死寂，身体也会失去活力与生机。所以，让心念生发出来的方法，就是顺行的功效。当顺行而又不完全顺时，就开始进入逆行但又不完全逆的状态了！"

伯高说："记住了，怎敢忘记如此神圣而秘密的教诲呢！"

陈士铎说："伯高的提问，也是故意问的。顺中求逆，逆中求顺，这就是生死之门。如今为何要从顺中求生呢？与其在顺中求生，不如在逆处求生得到的更多！这一个'逆'字，明白的人自然懂得，而迷惑的人自然会感到困惑。各位君子，不妨扪心自问，你们明白了吗？"

回天生育篇第三

原　文

雷公①问曰：人生子嗣②天命也，岂尽非人事乎？

岐伯曰：天命居半，人事居半也。

雷公曰：天可回乎？

岐伯曰：天不可回，人事则可尽也。

雷公曰：请言人事。

岐伯曰：男子不能生子者，病有九；女子不能生子者，病有十也。

雷公曰：请晰言之。

岐伯曰：男子九病者：精寒也，精薄也，气馁也，痰盛也，精涩也，相火过旺也，精不能射也，气郁也，天厌也。女子十病者：胞胎寒也，脾胃冷也，带脉急也，肝气郁也，痰气盛也，相火旺也，肾水衰也，任督病也，膀胱气化不行也，气血虚而不能摄也。

雷公曰：然则治之奈何？

岐伯曰：精寒者，温其火乎；精薄者，益其髓乎；气馁者，壮其气乎；痰盛者，消其涎乎；精涩者，顺其水乎；火旺者，补其精乎；精不能射者，助其气乎；气郁者，舒其气乎；天厌者，增其势乎。则男子无子而可以有子矣，不可徒益其相火也。胞胎冷者，温其胞胎乎；脾胃冷者，暖其脾胃乎；带脉急者，缓其带脉乎；肝气郁者，开其肝气乎；痰气盛者，消其痰气乎；相火旺者，平其相火乎；肾水衰者，滋其肾水乎；任督病者，理其任督乎；膀胱气化不行者，助其肾气以益膀胱乎；气血不能摄胎者，益其气血以摄胎乎，则女子无子而可以有子矣，不可徒治其胞胎也。

雷公曰：天师之言，真回天之法也。然用天师法，男女仍不生子奈何？

岐伯曰：必夫妇德行交亏③也。修德以宜男，岂虚语哉？

陈士铎曰：男无子有九，女无子有十，似乎女多于男也。谁知男女皆一乎？知不一而一者，大约健其脾胃为主，脾胃健而肾亦健矣。何必分男女哉？

（注 释）

①雷公：黄帝的大臣。黄帝时期的名医，尝与黄帝论医，精于针灸，通九针六十篇。

②嗣：继承，后代。此指子孙的传宗接代。

③德行交亏：德行，指夫妇的品德、行为。交亏，德和行都有亏损。

（译 文）

雷公请问说："人类生育子嗣繁衍后代是天命使然，怎么能完全是人自己所能做到的事情呢？"

岐伯说："天命占一半，人为占一半。"

雷公说："天命可以挽回吗？"

岐伯说："天命不可以挽回，但是人可以尽力做好。"

雷公说："请谈谈人应该怎么做吧。"

岐伯说："男子不能生育子嗣的，病有九种；女子不能生育子嗣的，病有十种。"

雷公说："请明确地解说一下。"

岐伯说："男子的九种病包括：精液寒冷，精液稀薄，元气衰弱，痰涎壅盛，精液短涩，相火过旺，不能射精，气郁的，天厌恶的（先天性发育不良）。女子的十种病包括：胞胎寒冷，脾胃虚冷，带脉劲急，肝气郁闭，痰气壅盛，相火过旺，肾水衰弱，任督有病，膀胱气化不行的，气血亏虚不能统摄血液而致出血、滑胎的。"

雷公问："那么该如何治疗呢？"

岐伯说："精液寒冷的，温肾中阳火；精液稀薄的，补益其精髓；元气衰弱的，强壮其元气；痰涎壅盛的，消除其痰涎；精液短涩的，调理其肾水；相火过旺的，补益其精水；不能射精的，助长其元气；气郁的，舒畅其气；天厌恶的（先天性发育不良），增强其精液能力。这样，男子没有子嗣的也可以生育子嗣了，不可以只增益其相火。胞胎寒冷的，温暖其胞胎；脾胃寒冷的，温暖其脾胃；带脉劲急的，舒缓其带脉；肝气郁闭的，疏理其肝气；痰气壅盛的，消除其痰气；相火过旺的，平其相火；肾水衰弱的，滋养其肾水；任督有病的，调理其任脉和督脉；膀胱气化不行的，助力其肾气以便补益膀胱；气血亏虚不能统摄血液而致出血、滑胎的，补益其气血以便摄养胞胎。这样，女子没有子嗣的也可以有子嗣了，不可以只治疗其崩漏滑胎。"

雷公说："天师的话，真是有起死回生之效！然而采用天师的方法后，男女仍然不能生育子女，又该怎么办呢？"

岐伯说："这必然是夫妇双方德行都有亏损的缘故，只能修正自己的德行，才利于生养子嗣，怎么能觉得这是虚假的话呢？"

陈士铎说："男子不能生育子嗣的原因有九种，而女子不能生育子嗣的原因有十种，似乎女子的原因更多，有谁知道男女都是一样的呢？明白不一致中的一致,大约就知道以强健脾胃为主,脾胃强健了,肾脏也会变得强健,又何必再分男女呢?"

天人寿夭篇第四

原文

伯高太师问岐伯曰:余闻形有缓急,气有盛衰,骨有大小,肉有坚脆,皮有厚薄,可分寿夭,然乎?

岐伯曰:人有形则有气,有气则有骨,有骨则有肉,有肉则有皮。形必与气相合也,皮必与肉相称也,气血经络必与形相配也。形充而皮肤缓者寿,形充而皮肤急者夭。形充而脉坚大者,气血之顺也,顺则寿。形充而脉小弱者,气血之衰也,衰则危。形充而颧不起者,肉胜于骨也,骨大则寿,骨小则夭。形充而大,肉䐃[①]坚有分理者,皮胜于肉也,肉疏则夭,肉坚则寿。形充而大,肉无分理者,皮仅包乎肉也,肉厚寿,肉脆夭。此天生人,不可强也,故见则定人寿夭,即可测人生死矣。

少师[②]问曰:诚若师言,人之寿夭,天定之矣,无豫于人乎?

岐伯曰:寿夭定于天,挽回天命者人也。寿夭听于天,戕贼[③]其形骸,泻泄其精髓,耗散其气血,不必至天数而先夭者,天不任咎[④]也。

少师曰:天可回乎?

岐伯曰:天不可回,而天可节也。节天之有余,补人之不足,不亦善全其天命乎?

伯高太师闻之曰:岐天师真善言天也。世人贼天之不足,乌能留人之有余哉。

少师曰：伯高非知在人之夭者乎。在天之夭难回也，在人之夭易延也，吾亦修吾之夭，以全天命乎。

陈士铎曰：天之夭难延，人之夭易延，亦训世延人之夭也。伯高之论因天师之教而推广之，不可轻天师而重伯高也。

注 释

①肉䐃：指人体肌肉厚实突起处。

②少师：黄帝的大臣。与《黄帝内经》中提到的岐伯、鬼臾区、伯高、少俞、雷公，史称"医学六臣"。

③戕贼：指伤害或残害。

④咎：过错的意思。

译 文

伯高太师请问岐伯说："我听说形体有缓有急，元气有盛有衰，骨骼有大有小，肌肉有坚有脆，皮肤有厚有薄，可以分辨长寿和短命夭折，是这样吗？"

岐伯说："人有形体就会有气，有气就会有骨，有骨就会有肌肉，有肌肉就会有皮。形体必然与气相合，皮肤必然与肉相称，气血经络必然与形体相配合。形体充盈且皮肤舒缓的人会长寿，形体充盈而皮肤绷紧的人寿命短；形体充盈而脉象强大的人气血顺畅，顺畅的就长寿；形体充盈而脉象小弱的人气血衰弱，衰弱就会有危险；形体充盈而颧骨不高起的人，肌肉比骨骼充盈，骨骼大的就会长寿，骨骼小的就会夭折；形体充盈而壮硕，肌肉坚实纹理分明，说明皮肤胜过肌肉，肌肉疏松就会短命，肌肉坚实就会长寿；形体充盈且壮硕，但肌肉没有纹理的，说明皮肤仅仅能够包住肌肉，肌肉厚实就会长寿，肌肉松脆就会短命。这是天生自然形成的，人不可以强求去改变。因此，见到人的外在表现就可以确定人的长寿和短命，也就可以预测人的生死了。"

少师说："如果真的像老师所说，人的寿命的长与短，都是天然形成的，那人为的预防也无法改变了吗？"

岐伯说："人的寿命长短虽然是天命决定的，但通过后天的保养和努力，可以改善这种命运。虽然寿命的长短取决于上天，若是伤害人的形骸、泻泄人的精髓、耗散人体的气血，那就不必等到天命的来到就会先夭折了，这可不是上天的过错与责任。"

少师说："天命可以挽回吗？"

岐伯说："天命是不能挽回的，但天命确是可以维护的。珍惜维护先天的长寿因素，又应注意养生以补充人体后天的不足，这不也是善于保全天命的方法吗？"

伯高太师听后说道："岐伯天师真是善于解说天命啊！世人只知道损害先天不足的条件，却往往忽视了如何保留和利用后天的优势来延续寿命。"

少师说："伯高难道不知道人可以通过后天的努力弥补先天的不足吗？先天的不足虽然难以弥补，但后天的不足确是容易弥补的。我也在修养我的天命，以保全后天的寿命。"

陈士铎说："天生的不足难以补救，后天的不足则比较容易弥补。这也是在教导人们通过修行来延长寿命。伯高的论述，是因为天师的教导才能推而广之，所以我们不能轻视天师的言论而重视伯高的论述。"

命根养生篇第五

原 文

伯高太师复问岐伯曰：养生之道，可得闻乎？

岐伯曰：愚何足以知之？

伯高再问。

岐伯曰：人生天地之中，不能与天地并久者，不体天地之道也。天赐人以长生之命，地赐人以长生之根。天地赐人以命根者，父母予之也。合父母之精以生人之身，则精即人之命根①也。魂魄②藏于

精之中，魂属阳，魄属阴。魂趋生，魄趋死。夫魂魄皆神也，凡人皆有。神内存则生，外游则死。魂最善游，由于心之不寂也。广成子谓：抱神以静者，正抱心而同寂也。

伯高曰：夫精者，非肾中之水乎？水性主动，心之不寂者，不由于肾之不静乎？

岐伯曰：肾水之中有真火在焉。水欲下而火欲升，此精之所以不静也。精一动而心摇摇矣。然而制精之不动，仍在心之寂也。

伯高曰：吾心寂矣，肾之精欲动，奈何？

岐伯曰：水火原相须也，无火则水不安，无水则火亦不安。制心而精动者，由于肾水之涸也。补先天之水以济心，则精不动而心易寂矣。

陈士铎曰：精出于水，亦出于水中之火也。精动由于火动，火不动则精安能摇乎？可见精动由于心动也。心动之极，则水火俱动矣。故安心为利精之法也。

注释

①精即人之命根：人的生命源于父母的先天精气（也称为元精）的结合，精气是生命的本源，也就是整个人的生命，包括肉体以及肉体产生的能量。人的生命其实就是精气的流转，生命的延续也是精气的延续。

②魂魄：指附于人体的精神灵气。魂，指能离开人体而存在的精神；魄，指依附形体而显现的精神。古代认为魂是阳气，构成人的思维才智；魄是粗粝重浊的阴气，构成人的感觉形体，这股合成一体的阴阳能量就是魂魄。

译文

伯高太师又请问岐伯天师说："关于养生之道，可以讲给我听听吗？"

岐伯说："我这么愚笨又怎么能知道呢？"

伯高再次请问岐伯。

岐伯说:"人生于天地之中,不能与天地一起长久并存,是不曾体察到天地之道啊!上天赐给人类长生的命数,大地赐给人类长生的根本。天地赐给人类的命根,是通过父母赋予子女的。结合父母的精气以生人之身,所以,精气就是人的命根。魂魄都藏于精气之中,魂属于阳气,魄属于阴气,魂趋向于生存,魄趋向于死亡。但魂魄都是神,每个人都有。神内存于体内就得以生存,外游就会死亡。魂最善于出游,这是由于心不寂静。广成子说'只有保持元神的清静,才能保持与心同寂静'。"

伯高说:"精气,不是肾中之水吗?水性主动,心不寂静,不是由于肾不宁静吗?"

岐伯说:"肾水之中有真火存在。水想向下而火想向上,这就是精气不宁静的原因。精气一旦动了,心也就摇动起来了。然而要想制伏精气的动摇,仍然要使内心寂静下来。"

伯高说:"我的心已经平静了下来,但肾脏之精气仍蠢蠢欲动,这是什么原因呢?"

岐伯说:"水火原本是相辅相成的,没有火则水不安,没有水则火不安。如果制伏心火,但精水仍然是动的,是由于肾水干涸。这就需要补先天的肾水,以便滋养补给心火,这样精气就不动摇了,心也就容易平静了。"

陈士铎说:"精气既然从水中来,也是出于水中的火。精气动摇是由于火的发动,火不动则精又怎么会动摇呢?可见精动是由于心动。心动到了极点,则水火都一起动。因此,安心为补益精气的方法。"

救母篇第六

（原文）

容成①问于岐伯曰:天癸之水,男女皆有之,何以妇人经水谓之天癸乎?

岐伯曰：天癸水，壬癸之水也。壬水属阳，癸水属阴。二水者，先天之水也。男为阳，女为阴，故妇人经水以天癸名之。其实壬癸未尝不合也。

容成曰：男子之精不以天癸名者，又何故欤？

岐伯曰：精者，合水火名之。水中有火，始成其精。呼精而壬癸之义已包于内，故不以天癸名之。

容成曰：精与经同一水也，何必两名之？

岐伯曰：同中有异也。男之精守而不溢；女之经满而必泄也。癸水者，海水也，上应月，下应潮。月有盈亏，潮有往来，女子之经水应之。故潮汐月有信，经水亦月有期也。以天癸名之，别其水为癸水，随天运为转移耳。

容成曰：其色赤者何也？

岐伯曰：男之精，阳中之阴也，其色白。女之经，阴中之阳也，其色赤。况流于任脉，通于血海，血与经合而成浊流矣。

容成曰：男之精亏而不溢者，又何也？

岐伯曰：女子阴有余，阳不足，故满而必泄。男子阳有余，阴不足，故守而不溢也。

容成曰：味咸者何也？

岐伯曰：壬癸之水，海水也。海水味咸，故天癸之味应之。

容成曰：女子二七经行，稚女②不行经何也？

岐伯曰：女未二七，则任冲未盛，阴气未动，女犹纯阳也，故不行经耳。

容成曰：女过二七，不行经而怀孕者又何也？

岐伯曰：女之变者也，名为暗经，非无经也。无不足，无有余，乃女中最贵者。终身不字③，行调息之功，必长生也。

容成问曰：妇女经水上应月，下应潮，宜月无愆期④矣，何以有至有不至乎？

岐伯曰：人事之乖违⑤也。天癸之水，生于先天，亦长于后天也。妇女纵欲伤任督之脉，则经水不应月矣。怀抱忧郁以伤肝胆，则经水闭而不流矣。

容成曰：其故何也？

岐伯曰：人非水火不生，火乃肾中之真火，水乃肾中之真水也。水火盛则经盛，水火衰则经衰。任督脉通于肾，伤任督未有不伤肾者。交接时纵欲泄精，精伤，任督之脉亦伤矣。任督脉伤，不能行其气于腰脐，则带脉亦伤，经水有至有不至矣。夫经水者，火中之水也。水衰不能制火，则火炎水降，经水必先期至矣。火衰不能生水，则水寒火冷，经水必后期至矣。经水之愆期，因水火之盛衰也。

容成曰：肝胆伤而经闭者，谓何？

岐伯曰：肝藏血者也，然又最喜疏泄。胆与肝为表里也，胆木气郁，肝木之气亦郁矣。木郁不达，任冲血海皆抑塞不通，久则血枯矣。

容成曰：木郁何以使水之闭也？

岐伯曰：心肾无晷⑥不交者也。心肾之交接，责在胞胎，亦责在肝胆也。肝胆气郁，胞胎上交肝胆，不上交于心，则肾之气亦不交于心矣。心肾之气不交，各脏腑之气抑塞不通。肝克脾，胆克胃，脾胃受克，失其生化之司，何能资于心肾乎？水火未济，肝胆之气愈郁矣。肝胆久郁，反现假旺之象，外若盛，内实虚。肾因子虚，转去相济涸水，而郁火焚之，木安有余波以下泄乎？此木郁所以水闭也。

鬼臾区问曰：气郁则血闭，血即经乎？

岐伯曰：经水非血也。

鬼臾区曰：经水非血，何以血闭而经即断乎？

岐伯曰：经水者，天一之水也，出于肾经，故以经水名之。

鬼臾区曰：水出于肾，色宜白矣，何赤乎？

岐伯曰：经水者，至阴之精，有至阳之气存焉，故色赤耳，非色赤即血也。

鬼臾区曰：人之肾有补无泻，安有余血乎？

岐伯曰：经水者，肾气所化，非肾精所泄也。女子肾气有余，故变化无穷耳。

鬼臾区曰：气能化血，各经之血不从之而泄乎？

岐伯曰：肾化为经，经化为血，各经气血无不随之而各化矣。是以肾气通则血通，肾气闭则血闭也。

鬼臾区曰：然则气闭宜责在肾矣，何以心肝脾之气郁而经亦闭也？

岐伯曰：肾水之生，不由于三经。肾水之化，实关于三经也。

鬼臾区曰：何也？

岐伯曰：肾不通肝之气，则肾气不能开；肾不交心之气，则肾气不能上；肾不取脾之气，则肾气不能成。盖交相合而交相化也。苟一经气郁，气即不入于肾，而肾气即闭矣。况三经同郁，肾无所资，何能化气而成经乎？是以经闭者，乃肾气之郁，非止肝血之枯也。倘徒补其血，则郁不宣反生火矣。徒散其瘀，则气益微反耗精矣。非惟无益，而转害之也。

鬼臾区曰：大哉言乎！请勒之金石⑦，以救万世之母乎。

陈士铎曰：一篇救母之文，真有益于母者也。讲天癸无余义，由于讲水火无余义也。水火之不通，半成于人气之郁。解郁之法，在于通肝胆也，肝胆通则血何闭哉！正不必又去益肾也。谁知肝胆不郁，而肾受益乎？郁之害，亦大矣。

注释

①容成：黄帝之臣。曾作历法，后为道家列为仙人，号容成公，善养生之术，为黄帝师。早期房中家多祖述容成公。《汉书·艺文志》著录《容成子》十四篇、《容成阴道》二十六卷。

②稚女：指幼女。

③不字：不嫁人。古时女子出嫁，要把自己的生辰八字报送夫家，所以不出嫁叫不字。

④愆期：愆，延长。这里指月经不按时来潮。

⑤人事之乖违：即纵欲之雅言。

⑥晷（guǐ）：古时用日光照影移动规律所刻制的类似钟表的计时器。此处引申为时刻。

⑦勒之金石：勒，刻铸。将重要文献铸在金属上，或刻在石碑上。

译文

容成请问岐伯说："肾中的天癸之水，男女都有，为什么女性的经水却称为天癸呢？"

岐伯说："肾中天癸水的叫法，其实是壬癸之水。壬水属阳，癸水属阴。这两种水都是先天之水。男人为阳，女人为阴，因此女性的经水以天癸命名。其实称为壬癸也很合适。"

容成说："男子的肾中之精不以天癸命名，又是什么原因呢？"

岐伯说："男子的精，是结合水火命名。水中有火，才成其精。虽然叫作精，但壬癸的意思已经包括在内了，因此不以天癸来命名。"

容成说："男子的精与女子的经是同一属性的水，何必要用两个名称呢？"

岐伯说："虽然表面相同，但是其中有不同的地方。男子的精水，内守而不外溢；女子的经水，月满而必外泄。女子的癸水，又像海水，上应月亮，下应潮水。月亮有盈亏，潮汐有往来，女子的经水是相呼应的。潮汐的涨退是顺应月亮圆缺变化的，同样，女子的经水也是顺应月亮的周期变化的。所以用天癸来命名月经，以便区别其他的水叫癸水，并随着天然运化的规律而转移。"

容成说："为什么经水颜色是红色的呢？"

岐伯说："男子之精，是阳中有阴，所以其色是白的。女子之经，是阴中有阳，所以其色是赤红色。况且月经流于任脉之中，贯通于血海之中，是血与经相合而成的混合体。"

容成说："男子的精液容易亏而不容易溢出来，又是什么原因呢？"

岐伯说："女子的体质本是阴有余而阳不足，所以满而必泄。男子的体质本是阳有余而阴不足，所以只要内守就不会外溢出来。"

容成说："为什么味道是咸的呢？"

岐伯说："壬癸的水，像海水一样。海水味是咸的，所以天癸水的味道也相呼应。"

容成说："女子到了十四岁才开始来月经，为什么幼女不来月经呢？"

岐伯说："女子没到十四岁，任脉、冲脉之气血尚未旺盛，阴气未动，这时的女子就像纯阳之体，因此不行经。"

容成问："女子到了十四岁，没有行经却怀孕了，又是什么原因？"

岐伯说："这是女子生理的一种变化，这种现象名为暗经，并不是没有月经。这种有暗经的女子不存在不足的情况，也不存在有余的情况，是女子中最难得的生理现象。这样的女子如果终身不嫁人，并练习正确调息的吐纳功法，必然是能够长寿的。"

容成问："妇女的经水上对应月亮周期现象，下对应潮汐的往来，按理来说，应该按月来潮，为什么有的女性不能准时来月经呢？"

岐伯说："这是由于人的行为不符合自然规律引起的。天癸之水，生于先天，同时也依赖后天的滋养。如果女子纵欲过度，损伤了任督二脉，则经水就不会对应于月象了。如果女子整日心中忧郁而损伤肝胆，就会导致闭经，经水就不再来了。"

容成说："这是什么原因呢？"

岐伯说："人离开水火的相容就不易生，这里的火指的是肾中的真火，水指的是肾中的真水。水火旺盛则经水旺盛，水火衰弱则经水就会衰弱。任脉和督脉通于肾，如果损伤了任脉和督脉，就没有不损伤肾脏的。男女交接时过度纵欲泄出精液，精气损伤了，任督二脉也会损伤。任脉与督脉损伤了，就不能行气到腰部和脐部，而带脉也会被损伤，这样女子的经水就会出现应当来而不来的情况。女子的经血，是火中之水。水衰了就不能控制火，就会出现火气上升、水气下降，经水必然会提前到来。如果火衰不能生水，就会水寒火冷，那么经水必然会延后。经水不能按期而来，就是因为水火二气的过盛或过衰引起的。"

容成说："肝胆受到损伤后就会闭经，这是什么情况？"

岐伯说："肝是主藏血液之地，然而又是最喜欢疏泄的。胆与肝是互为表里关系，如果胆腑的木气郁结，那么肝脏的木气也会郁结。木气郁结就不能通达舒张，就会导致任脉和冲脉的血海郁塞不通，久而久之就会导致经血枯竭。"

容成说："木气的郁结怎么可以使经水闭塞呢？"

岐伯说："心火和肾水无时无刻不相交接。心火与肾水的相互交接，取决于胞胎，也取决于肝胆。如果肝胆之气郁闭，胞胎又上交于肝胆，而不上交于心，那么肾之气也不会交于心了。心肾之气不交，其他各脏腑之气就会郁塞不通。肝木会损伤脾土，胆木会损伤胃土，脾胃受到损伤，就会失去生化的功能，又怎么能滋养心肾？水火不相济，肝胆之气使人变得更加郁结。肝胆长时间郁结，反而会出现虚假的旺盛之象，外表看似强盛，但是内部却非常虚弱。肾水因为木气的虚弱，转而去滋养干涸的水导致自己的肾水消耗，木从而被郁闭的火所焚烧，那么木怎么还有多余的力量往下泄呢？这就是木气郁结而没有经水的原因。"

鬼臾区请问说："如果说气郁就会导致血闭，那么血就是指经血吗？"

岐伯说："女子的经水，并不是血。"

鬼臾区说："既然经水不是血，为什么血闭而月经就会断绝呢？"

岐伯说："女子的经水，是天一之水，因为它出于肾经，所以用经水命名。血液闭塞，经水就失去了生化的源头，血液闭塞不通月经就会因此而断绝。"

鬼臾区说："既然经水出于肾脏，颜色应当是白色的，为什么会是红色的呢？"

岐伯说："女子的经水，是至阴的精气，其中有至阳之气存在，因此颜色是红色的，并不是颜色红的就是血液。"

鬼臾区说："人的肾脏如果只补不泄，怎么会有多余的血液呢？"

岐伯说："女子的经水，是肾脏中的元气所化生的，并非由肾精排泄出来的。女子的肾气有余，因此是变化无穷的。"

鬼臾区说："既然气能生化出血液，那么各经脉中的血不会随着它也排泄出来吗？"

岐伯说："肾精化生为经水，经水变化为经血，各经脉中的气血没有不是按照这个规律而变化的。因此，肾气通畅血液就会通畅，肾气闭塞经血也会闭塞。"

鬼臾区说："然而，气闭塞不通的根源在于肾，为什么心、肝、脾之气郁也会导致闭经呢？"

岐伯说："肾水的产生，虽然不是心经、脾经、肝经的责任，但是肾水的运化，却还是与这三经有关系。"

鬼臾区说："为什么呢？"

岐伯说："如果肾不通肝气，那么肾气就不能打开；如果肾气无法与心气交流，那么肾气就不能上行；如果肾不能资取脾之气，那么肾气就不能形成。总体来说这是因为相互交合才能产生变化。只要有一经郁闭，相对的真气就不能进入肾，肾气就会因此而闭塞了。何况三经同时郁闭，导致肾没有了滋生的源头，怎么能够化气而变成经血呢？所以，经闭的人，就是肾气之郁结，并不仅仅是肝血的枯竭。如果单纯补给血液，那么郁气不但得不到宣发，反而会产生火。如果只是盲目地消散瘀堵，那么真气反而会更加微弱而消耗损伤元精了。不仅没有益处，反而会转为损害。"

鬼臾区说："这番话意义重大，分析得是真好啊！请您把这些道理刻在金石之上，以便帮助世世代代的母亲们。"

陈士铎说："这本是一篇救母之文，真有益于天下母亲啊！讲述天癸已经没有什么遗漏了，是由于讲述水火讲得透彻啊。水火之不通畅，大半是由于人的气郁。而解除气郁的方法，在于疏通肝胆。肝胆通畅，血管又怎能闭塞呢？正所谓不必刻意去补肾。有谁懂得肝胆不郁结了，肾也能从中受益呢？所以，肝胆郁闭的害处，真是太大了。"

红铅损益篇第七

原文

容成问曰：方士①采红铅②接命，可为训乎？

岐伯天师曰：慎欲者，采之服食延寿；纵欲者，采之服食丧躯③。

容成曰：人能慎欲，命自可延，何藉红铅乎？

岐伯曰：红铅，延景丹也。

容成曰：红铅者，天癸水也。虽包阴阳之水火，溢满于外，则水火之气尽消矣，何以接命乎？

岐伯曰：公之言论天癸则可，非论首经之红铅也。经水甫出户辄色变，独首经之色不遽变者，全其阴阳之气也。男子阳在外，阴在内；女子阴在外，阳在内。首经者，坎中之阳也。以坎中之阳补离中之阴，益乎，不益乎？独补男有益，补女有损。补男者，阳以济阴也；补女者，阳以亢阳也。

容成曰：善。

陈士铎曰：红铅何益于人，讲无益而成有益者，辨其既济之理也。谁谓方士非恃之以接命哉？

注释

①方士：也称方术士，即方技（医药养生）之士与数术（星占相卜）之士，古代自称能访仙炼丹以求长生不老的人。

②红铅：旧时术士称妇女的月经或其提取物为红铅。也指女子第一

次行经之经或女子最初破身之血。

③丧躯：丧身。

译 文

容成请问说："方士采取红铅制药来接续先天亏损以延长寿命，这种做法可取吗？"

岐伯天师说："慎守欲望的人，服食红铅确实可以延长寿命；而放纵欲望的人，服食红铅只会加速生命的丧失。"

容成说："人若是能够谨慎节制欲望，寿命自然是可以延长的，为什么还要依靠红铅呢？"

岐伯说："红铅是一种名为延景丹的药物。"

容成说："红铅，只不过就是天癸水，虽然它包含着阴与阳两种水火之气，但溢满后排出体外时，水火之气也就完全消失了，怎么还能延长寿命呢？"

岐伯说："你所讲的话，用来评说天癸是可以的，并不是评说首经的红铅的最佳论述。普通的经水排出体外时，血的颜色就会有变化，但唯独首经的颜色是不会有变化的，这是因为它保全了阴阳之气。男子阳在外，阴在内；女子阴在外，阳在内。首经为坎中之阳气，用坎中的阳气补充离中的阴气，到底是有益还是无益呢？其实，唯独补益男子有好处，而补益女子只会有害处。补益男子，就是采了坎中之阳以补离中之阴，就会以阳济阴，平衡阴阳；补益女子，就是采了坎中之阳补离中之阳，导致阳以亢阳，阳气过盛。"

容成说："好，我明白了。"

陈士铎说："红铅对人有什么好处呢？将没有益处说成有益处，无非是为了辩解已经形成的做法或论说而已。谁说方士非得依靠红铅来延续生命呢？"

初生微论篇第八

原 文

容成问曰：人之初生，目不能睹，口不能餐，足不能履①，舌不能语，三月而后见，八月而后食，期岁②而后行，三年而后言，其故何也？

岐伯曰：人之初生，两肾水火未旺也。三月而火乃盛，故两目有光也。八月而水乃充，故两龈有力也。期岁则髓旺而膑生矣。三年则精长而囟③合矣。男十六天癸通，女十四天癸化。

容成曰：男以八为数，女以七为数，予知之矣。天师于二八、二七之前，《内经》何未言也？

岐伯曰：《内经》首论天癸者，叹天癸难生易丧也。男必至十六而天癸满，年未十六皆未满之日也；女必至十四而天癸盈，年未十四皆未满之日也。既满既盈，又随年俱耗，示人宜守此天癸也。

容成曰：男八八之后犹存，女七七之后仍在，似乎天癸之未尽也。天师何以七七、八八之后不再言之欤？

岐伯曰：予论常数耳。常之数可定，变之数不可定也④，予所以论常不论变耳。

陈士铎曰：人生以天癸为主，有则生，无则死也。常变之说，惜此天癸也。二七、二八之论，亦可言而言之，非不可言而不言也。

注 释

①履：这里是踩踏，行走的意思。
②期岁：指一周岁。

③囟：婴儿头顶前方正中顶骨未合缝的地方，俗称囟门。

④常之数可定，变之数不可定也：常数是一般规律，是可以判定的。变数受各种客观因素的影响没有规律可循，是难以判定的。

译文

容成请问说："人在刚出生的时候，眼睛不能看，嘴不能吃东西，脚不能走路，舌头不能讲话，三个月后眼睛可以看见，八个月后嘴巴才能吃东西，一岁之后才能举步走路，三岁之后才能开口讲话。这是什么原因呢？"

岐伯说："人在刚出生的时候，两肾中的水火之气还没有旺盛起来。三个月的时候火气就旺盛了，所以两只眼睛有光才能看见。八个月大的时候水气开始充盈，所以口齿才有了力量就可以吃东西了。一岁时骨髓开始旺盛，膝盖骨也开始生长了，所以可以走路。三岁时精气开始长成，所以囟门就闭合了。男子十六岁时天癸就通达了，女子到十四岁时天癸化生了。"

容成说："男子以八为数，女子以七为数，这个道理我已经知道了。天师在十六岁、十四岁之前没有提到过这样的情况，在《内经》中为什么不说呢？"

岐伯说："《内经》首先谈论的是天癸，是因为感叹天癸难以产生却很容易丧失。男子必须到十六岁时天癸才会充满，没到十六岁都是没有充满的年龄；女子必须到十四岁时天癸才会充盈，没到十四岁就是没有到充盈的年龄。就算是已经既满又盈了，但是又随着年龄的增长也会逐渐消耗，这是在提示人们要保守住这个天癸。"

容成说："男子到了六十四岁之后还存在天癸，女子到了四十九岁之后仍然也有天癸，似乎说明这个年龄天癸并没有耗尽。天师为什么在女子四十九岁、男子六十四岁之后，就不再论述有关天癸的问题了呢？"

岐伯说："我讲述的只是一般规律而已。一般规律是可以判定的，而变数受到各种客观因素的影响是难以判定的。所以我只讲常数而不讲变数。"

陈士铎说："人生以天癸为主，有天癸则生，没有天癸则死。常数与变数之论，是让人们珍惜天癸。二七、二八之论，也是就常数进行讨论，并不是就变数进行讨论。"

骨阴篇第九

原 文

鸟师①问于岐伯曰：婴儿初生，无膝盖骨何也？

岐伯曰：婴儿初生，不止无膝盖骨也，囟骨、耳后完骨皆无之。

鸟师曰：何故也？

岐伯曰：阴气不足也。阴气者，真阴之气也。婴儿纯阳无阴，食母乳而阴乃生，阴生而囟骨、耳后完骨、膝盖骨生矣。生则儿寿，不生则夭。

鸟师曰：其不生何也？

岐伯曰：三骨②属阴，得阴则生，然亦必阳旺而长也。婴儿阳气不足，食母乳而三骨不生，其先天之阳气亏也。阳气先漓③，先天已居于缺陷，食母之乳，补后天而无余，此三骨之所以不生也。三骨不生，又焉能延龄乎！

鸟师曰：三骨缺一，亦能生乎？

岐伯曰：缺一则不全乎其人矣。

鸟师曰：请悉言之。

岐伯曰：囟门不合则脑髓空也；完骨不长则肾宫虚也；膝盖不生则双足软也。脑髓空则风易人矣；肾宫虚则听失聪矣；双足软则颠仆多矣。

鸟师曰：吾见三骨不全，亦有延龄者，又何故欤？

岐伯曰：三者之中，惟耳无完骨者亦有延龄，然而疾病不能无也。若囟门不合，膝盖不生，吾未见有生者，盖孤阳无阴也。

陈士铎曰：孤阳无阴，人则不生，则阴为阳之天也。无阴者，无阳也。阳生于阴之中，阴长于阳之外，有三骨者，得阴阳之全也。

注 释

①鸟师：黄帝的大臣，主管以飞禽为图腾的部落。
②三骨：指囟骨、耳后完骨与膝盖骨。
③漓：薄、薄弱的意思。

译 文

鸟师请问岐伯说："初生的婴儿为什么没有膝盖骨呢？"

岐伯说："初生的婴儿不仅没有膝盖骨，也没有囟门骨和耳后的完骨。"

鸟师说："这是什么原因呢？"

岐伯说："这是婴儿阴气不足的缘故。阴气是指真阴之气。婴儿纯阳而无阴，只有吃过母乳之后阴气才得以生起。阴气生起后，囟门骨、耳后完骨、膝盖骨才会逐渐生长出来。生长出来的婴儿就会长寿，不能生长出来的就会夭折。"

鸟师说："如果这些骨骼不能生长出来，会是什么原因呢？"

岐伯说："这三块骨骼都属阴性，只有得到充足的阴气才会生长，但也必须是阳气旺盛的时候才能促使它们生长出来。如果婴儿阳气不足，就算是吃了母乳之后，这三块骨骼还是不能生长，这是因为婴儿先天阳气亏损。由于阳气已先泄露，先天的阳气本身已经有了缺陷，虽然吃了母乳，但仅仅可以弥补后天的不足，因此三块骨骼就不能生长出来了。如果这三块骨骼不能生长出来，又怎么能够延长其寿命呢？"

鸟师说："如果三块骨骼只是缺少其中之一，也能够生存吗？"

岐伯说："如果缺乏其中之一，也不能发育成完整的健康人。"

鸟师说："请详细解说一下。"

岐伯说："如果囟门不合，脑髓就会空虚；没有完整长好的骨骼，肾宫就会亏虚；膝盖骨如果不生长，双脚就会发软无力。若是脑髓空虚，邪风就容易侵入；若是肾宫亏虚，耳朵就会失聪；双脚发软无力，就会经常跌倒。"

鸟师说："我见过三块骨骼发育不全的人，也有能够延续生命的，这又是什么原因呢？"

岐伯说："在这三块骨骼之中，只有耳朵没有完骨的人才能够延续生命，然而疾病也是不能避免的。若是囟门没有闭合，膝盖骨没有生长，我还没有见过这样的人能够继续存活下去，这是因为孤阳无阴。"

陈士铎说："如果孤阳无阴，人就不能生存，所以阴是阳的天官啊！所以没有阴，就没有阳。阳生于阴之中，阴长于阳之外。有了这三块骨骼，就能得到全部的阴阳。"

第二卷

媾精受妊篇第十

原文

雷公问曰：男女媾精①而受妊者，何也？

岐伯曰：肾为作强之官，故受妊而生人也。

雷公曰：作强而何以生人也？

岐伯曰：生人者，即肾之技巧也。

雷公曰：技巧②属肾之水乎，火乎？

岐伯曰：水火无技巧也。

雷公曰：离水火又何以出技巧乎？

岐伯曰：技巧成于水火之气也。

雷公曰：同是水火之气，何生人有男女之别乎？

岐伯曰：水火气弱则生女，水火气强则生男。

雷公曰：古云"女先泄精则成男，男先泄精则成女"，今曰"水火气弱则生女，水火气强则生男"，何也？

岐伯曰：男女俱有水火之气也，气同至则技巧出焉，一有先后，不成胎矣。男泄精，女泄气，女子泄精则气脱矣，男子泄气则精脱矣，焉能成胎？

雷公曰：女不泄精，男不泄气，何以受妊乎？

岐伯曰：女气中有精，男精中有气，女泄气而交男子之精，男泄精而合女子之气，此技巧之所以出也。

雷公曰：所生男女，有强有弱，自分于父母之气矣，但有清浊寿夭之异，何也？

岐伯曰：气清则清，气浊则浊，气长则寿，气促则夭。皆本子父母之气也。

雷公曰：生育本于肾中之气，余已知之矣。但此气也，豫于五脏七腑之气乎？

岐伯曰：五脏七腑之气，一经不至皆不成胎。

雷公曰：媾精者，动肾中之气也，与五脏七腑何豫③乎？

岐伯曰：肾藏精，亦藏气。藏精者，藏五脏七腑之精也；藏气者，藏五脏七腑之气也。藏则俱藏，泄则俱泄。

雷公曰：泄气者，亦泄血乎？

岐伯曰：精即血也。气无形，血有形，无形化有形，有形不能化无形也。

雷公曰：精非有形乎？

岐伯曰：精虽有形，而精中之气正无形也，无形隐于有形，故能静能动。动则化耳，化则技巧出矣。

雷公曰：微哉言乎！请传之奕祀④，以彰化育焉。

陈士铎曰：男女不媾精，断不成胎。胎成于水火之气，此气即男女之气也。气藏于精中，精虽有形而实无形也。形非气乎，故成胎即成气之谓。

注 释

①媾精：男女提供不同的精相结合在一起，中医称之为男女媾精。

②技巧：表现在肾脏功用方面的巧妙技能。

③豫：通"与"，参与、关联的意思。

④奕祀：世代，代代。意为世代相传。奕，累加、累计；祀，年。

译 文

雷公请问说："男女之精交合而怀孕，这是什么原因呢？"

岐伯说："因为肾脏是主管造化技巧和使之强壮的器官，因此具有怀孕和繁衍后代的功能。"

雷公说："肾脏的技巧和强壮是如何生育人类的？"

岐伯说："生育人类就是肾脏技巧的表现方式。"

雷公说："技巧是属于肾脏的水还是火？"

岐伯说："水火本身没有技巧。"

雷公说："离开了水火，肾脏又怎么能够产生技巧呢？"

岐伯说："水火二气是形成技巧的根源。"

雷公说："同样是水火之气，为什么生下来的人会有男女的不同呢？"

岐伯说："若是水火之气衰弱，所生育的就是女孩；若是水火之气强壮，所生育的就是男孩。"

雷公说："古人说'女子先泄出气的就会生男孩，男子先泄出精的就会生女孩'，如今却说'水火之气衰弱的就会生女孩，水火之气强壮的就会生男孩'，为什么？"

岐伯说："男女都有水火之气，水火之气同时交合就可以有生育的功能，一旦有了先后的差别，就不能形成胎儿。男子泄出的是精，女子泄出的是气，如果女子泄出精就会元气亏虚，男子泄出气就会精气亏虚，这种情况下又怎么能够成胎呢？"

雷公说："如果女子不泄出精，男子不泄出气，怎么可以受孕呢？"

岐伯说："女子气血中有精，男子精液中有气，女子泄出的气血与男子的精液相交合，男子泄出的精液与女子的气血相结合，这就是能够生育的技巧之所在。"

雷公说："所生下来的男孩和女孩，有强壮的也有衰弱的，都是从父母之气那里遗传下来的，但是会有清浊寿夭的不同，为什么？"

岐伯说："父母之气轻清的，孩子之气也轻清；父母之气重浊的，孩子之气也重浊；父母之气绵长的，孩子就会长寿；父母之气短促的，孩子就会夭折。这些都取决于孩子父母的元气。"

雷公说："生育的根本在于肾中的元气，我已经知道了。但是这些元气，与五脏七腑中的气有关系吗？"

岐伯说："五脏七腑之气，只要有一条经脉之气运行不到，都不能形成胎儿。"

雷公说："精血交合，会触动肾中的元气，与五脏七腑有什么关系呢？"

岐伯说："肾藏精，也藏气。肾所藏的精，是来自五脏七腑之精；所藏的气，是来自五脏七腑之气。所以精与气要藏同时藏，要泄也同时泄。"

雷公说："泄出气的，也同时泄出血吗？"

岐伯说："精就相当于血。气无形，血有形。无形可以转化为有形，但有形不能转化为无形。"

雷公说："精不是有形的吗？"

岐伯说："精虽然有形，但是精中之气却是无形的气，这是无形隐藏在有形之中，因此能静下来也能够动起来。精气动时就会有转化，有转化才会产生生殖技巧。"

雷公说："这些话的道理真是精深奥妙啊！请把它世代相传，以帮助更多人了解化生长育的原理吧！"

陈士铎说："男女精血不交合，断然不能成胎。胎儿形成于水火之气，这些气就是男女之气。气藏于精中，精虽然有形但其实却是无形的。形不就是气吗？因此，成胎就是成气的体现。"

社生篇第十一

【原文】

少师问曰：人生而白头，何也？

岐伯曰：社日①生人，皮毛皆白，非止髫髮②之白也。

少师曰：何故乎？

岐伯曰：社日者，金日也。皮毛须髫皆白者，得金之气也。

少师曰：社日非金也，天师谓之金日，此余之未明也。

岐伯曰：社本土也，气属金，社日生人犯金之气。金气者，杀气也。

少师曰：人犯杀气，宜夭矣，何又长年乎？

岐伯曰：金中有土，土乃生气也。人肺属金，皮毛亦属金，金之杀气得土则生，逢金则斗。社之金气伐人皮毛，不入人脏腑，故得长年耳。

少师曰：社日生人皮毛髫髮不尽白者，又何故欤？

岐伯曰：生时不同也。

少师曰：何时乎？

岐伯曰：非巳午时，必辰戌丑未时也。

少师曰：巳午火也，火能制金之气宜矣。辰戌丑未土也，不助金之气乎？

岐伯曰：社本土也，喜生恶泄，得土则生，生则不克矣。

少师曰：同是日也，何社日之凶如是乎？

岐伯曰：岁月日时俱有神司之，社日之神与人最亲，其性最喜洁也，生产则秽矣。两气相感③，儿身受之，非其煞之暴也。

少师曰：人生有记，赤如朱，青如靛，黑如锅，白如雪，终身不散，何也？岂亦社日之故乎？

岐伯曰：父母交媾，偶犯游神，为神所指，誌④父母之过也。

少师曰：色不同者，何欤？

岐伯曰：随神之气异也。

少师曰：记无黄色者，何也？

岐伯曰：黄乃正色，人犯正神，不相校⑤也，故亦不相指。不相指，故罔所记耳。

陈士铎曰：社日生人，说来有源有委，非孟浪成文者可比。

注释

①社日：祭祀社神的日子。社代表土地，社神即为土地神。立春后第五戊日为春社，祭神以求年成；立秋后第五戊日为秋社，祭神以报收成。

②髻髮：指鬓发。髻，古同"鬓"。

③两气相感：男女阴阳两气交感相合。

④誌：同"志"，表示记、记号、标记、记载等。

⑤校：对抗，抗衡；较量。

译文

少师请问说："有的人生下来头发就是白色的，这是什么原因呢？"

岐伯说："在社日出生的人，皮肤和毛发都是白色的，并不是只有鬓发是白色的。"

少师说："这是什么原因呢？"

岐伯说："社日当天属金。皮肤、毛发、胡须、须鬓都是白色的，是因为受到了金气的影响。"

少师说："社日并不是属于金，天师却说是金日，这是我不明白的地方。"

岐伯说："社日本来是土日，但是当天之气属于金。社日出生的人，触犯了金气。动金气，就是犯了杀气。"

少师说："人触犯了杀气，应当夭折啊！为什么还可以延续生命呢？"

岐伯说："金中有土气，土气是生气。人体中的肺属金，皮毛也属金。金的杀气得到土气就能生发，遇到金气就会互相争斗。社日的金气只是克伐人的皮毛，并没有进入人的脏腑，因此可以延续生命。"

少师说："社日出生的人，其皮毛鬓发没有全部变白，这又是什么原因呢？"

岐伯说："这是因为出生的时辰不相同。"

少师说："什么时辰呢？"

岐伯说："如果不是出生在巳、午二时，就必然出生在辰、戌、丑、未这四个时辰了。"

少师说："巳、午二时在五行中属火，火能够制伏金的杀气，这是很适宜可以理解的！然而，辰、戌、丑、未四时属于土，岂不是助长金的杀气吗？"

岐伯说："社日本来属土，喜爱生养而厌恶泄露，得到土气支持的就能生长，这样生长就不会受到克制了。"

少师说："同样是日子，为什么社日会如此凶暴呢？"

岐伯说："岁月、日子、时间都有神灵管辖，管辖社日的神灵与人类最亲近，其本性最喜爱清洁，而妇人生小孩时则有污秽之气。男女阴阳两气交感相合而孕育胚胎，被婴儿的身体承接了，并不是因为该日的煞气凶暴。"

少师说："有的人出生时身体上有印记，红的像朱砂，青的像靛蓝，黑的像锅底，白的像冰雪，终身都不会消散，为什么？难道也是因为社日吗？"

岐伯说："这些印记是因为父母精血结合时，偶然触犯过往的神灵，被神灵指责，在婴儿身体上做一个印记，以记录父母的过错。"

少师说："印记的颜色不相同，这是为什么？"

岐伯说："随着神灵的气不同而有差异。"

少师问："印记没有黄色的，为什么？"

岐伯说："黄色是正神的颜色，人触犯了正神，正神不会计较，因此也不会指责。不指责，因此就很少留下印记了。"

陈士铎说："社日出生的人，说起来很有原委，并不是草率地写成的文章可以相比的。"

天厌火衰篇第十二

原 文

容成问曰：世有天生男子，音声如女子，外势^①如婴儿，此何故欤？

岐伯曰：天厌^②之也。

容成曰：天何以厌之乎？

岐伯曰：天地有缺陷，安得人尽皆全乎？

容成曰：天未尝厌人，奈何以天厌名之。

岐伯曰：天不厌而人必厌也，天人一道，人厌即天厌矣。

容成曰：人何不幸成天厌也？

岐伯曰：父母之咎也。人道交感^③，先火动而后水济之。火盛者生子必强，火衰者生子必弱。水盛者生子必肥，水衰者生子必瘦。天厌之人，乃先天之火微也。

容成曰：水火衰盛，分强弱肥瘦宜也，不宜外阳^④之细小。

岐伯曰：肾中之火，先天之火，无形之火也；肾中之水，先天之水，无形之水也。火得水而生，水得火而长，言肾内之阴阳也。水生火则水为火之母，火生水则火为水之母也。人得水火之气以生身，则水火即人之父母也。天下有形不能生无形也，无形实生有形。外阳之生，实内阳之长也。内阳旺而外阳必伸，内阳旺者，得火气之全也。内阳衰矣，外阳亦何得壮大哉？

容成曰：火既不全，何以生身乎？

岐伯曰：孤阴不生，孤阳不长。天厌之人，但火不全耳，未尝无阴阳也。偏于火者，阳有余而阴不足；偏于水者，阴有余而阳不足也。阳既不足，即不能生厥阴之宗筋⑤，此外阳之所以屈而不伸也，毋论刚大矣。

容成曰：善。

陈士铎曰：外阳之大小，视水火之偏全，不视阴阳之有无耳。说来可听。

注释

①外势：男子外生殖器。

②天厌：厌，憎恶。上天的憎恶和嫌弃。

③人道交感：男女交合，阴阳两气相感。

④外阳：男性外生殖器的另一种雅称。

⑤厥阴之宗筋：厥阴，指足厥阴肝筋，与宗筋、阴器直接相连。宗筋，筋之所汇，意为所有筋的交会之处。宗筋位于外阴的中央耻骨上下，泛指前阴部位。

译文

容成请问说："世上有些男子，声音像女子一样，阴茎像婴儿一样，这又是什么造成的呢？"

岐伯说："这是上天厌弃他们。"

容成说："上天为什么会厌弃了他们呢？"

岐伯说："天地尚且存在缺陷，人类又怎么能够十全十美呢？"

容成说："上天并不是厌弃人类，为什么会以'天厌'来命名呢？"

岐伯说："上天不厌弃人，那必然是人厌弃自身了。上天与人类遵循着相同的道理，人类自身厌弃就相当于上天厌弃了。"

容成说："为什么有的人不幸成为上天厌弃的对象呢？"

岐伯说："这都归咎于父母。人类交合时，先是火气发动，然后水气上济。若是火气旺盛，生下来的婴儿必然强壮；若是火气衰弱，生下来的婴儿必然柔弱。若是水气旺盛，生下来的婴儿必然肥壮；若是水气衰弱，生下来的婴儿必然瘦弱。上天厌弃的人，是因为先天的火气微弱。"

容成说："水火二气的衰弱与旺盛，可以区分强弱肥瘦是很适宜的，但不应当阴茎也细小呀。"

岐伯说："肾中火是先天之火，也是无形之火；肾中的水是先天之水，也是无形之水。火气得到水气才能滋生，水气得到火气才能成长，这是说明肾脏里面的阴阳。水生火时水是火之母，火生水时火是水之母。人类得到水火二气形成身体，因此水火二气是人的父母。自然的规律是：有形的不能产生无形的，但无形的可以生出有形的。外面阴茎的生长，其实是内部阳气的生长。如果内部阳气旺盛，那么外部的阴茎就会挺举；内部阳气之所以旺盛，是因为得到所有的火气。如果内部阳气衰弱，外面的阴茎又怎么能够壮大呢？"

容成说："火气既然不全，又怎么能够形成生长出身体呢？"

岐伯说："单一的阴气不能生发，单一的阳气不会成长。上天厌弃的人，只是火气不全，并不是没有阴阳。体质偏向于火气的，阳气有余而阴气就会不足；体质偏向于水气的，阴气有余而阳气就会不足。阳气既然不足，就无法生成厥阴的宗筋，这就是阴茎软弱不挺的原因，更不要说强壮和坚挺了。"

容成说："好。"

陈士铎说："阴茎的大小，是看与水火之气的偏全有无关系，并不是仅仅与阴阳的有无相关。关于这方面的情况值得进一步探讨。"

经脉相行篇第十三

原文

雷公问曰：帝问脉行之逆顺若何，余无以奏也，愿天师明教以闻。

岐伯曰：十二经脉有自上行下者，有自下行上者，各不同也。

雷公曰：请悉言之。

岐伯曰：手之三阴从脏走手，手之三阳从手走头，足之三阳从头走足，足之三阴从足走腹，此上下相行之数也。

雷公曰：尚未明也。

岐伯曰：手之三阴，太阴肺、少阴心、厥阴包络也。手太阴从中府走大指之少商①，手少阴从极泉②走小指之少冲③，手厥阴从天池④走中指之中冲⑤，皆从脏走手也。手之三阳，阳明大肠、太阳小肠、少阳三焦也。手阳明从次指⑥商阳⑦走头之迎香⑧，手太阴从小指少泽⑨走头之听宫⑩，手少阳从四指关冲⑪走头之丝竹空⑫，皆从手走头也。足之三阳，太阳膀胱、阳明胃、少阳胆也。足太阳从头睛明⑬走足小指之至阴⑭，足阳明从头头维⑮走足次指之厉兑⑯，足少阳从头前关⑰走四指之窍阴⑱，皆从头走足也。足之三阴，太阴脾、少阴肾、厥阴肝也。足太阴从足大指内侧隐白⑲走腹之大包⑳，足少阴从足心涌泉㉑走腹之俞府㉒，足厥阴从足大指外侧大敦㉓走腹之期门㉔，皆从足走腹也。

雷公曰：逆顺若何？

岐伯曰：手之阴经，走手为顺，走脏为逆也；手之阳经，走头为顺，走手为逆也；足之阴经，走腹为顺，走足为逆也；足之阳经，走足为顺，走头为逆也。

雷公曰：足之三阴，皆走于腹，独少阴之脉下行，何也？岂少阴经易逆难顺乎？

岐伯曰：不然。天冲脉者，五脏六腑之海也。五脏六腑皆禀焉。其上者，出于颃颡㉕，渗诸阳，灌诸精，下注少阴之大络，出于气冲，循阴阳内廉入腘中，伏行胻骨㉖内，下至内踝之后，属而别，其下者，并由少阴经渗三阴。其在前者，伏行出跗㉗属，下循跗，入大指间，渗诸络而温肌肉，故别络邪结则跗上脉不动，不动则厥，厥则足寒矣。此足少阴之脉少异于三阴而走腹则一也。

雷公曰：其少异于三阴者为何？

岐伯曰：少阴肾经，中藏水火，不可不曲折以行，其脉不若肝脾之可直行于腹也。

雷公曰：其走腹则一者何？

岐伯曰：肾之性喜逆行，故由下而上，盖以逆为顺也。

雷公曰：逆行宜病矣。

岐伯曰：逆而顺故不病，若顺走是违其性矣，反生病也。

雷公曰：当尽奏之。

岐伯曰：帝问何以明之？公奏曰以言导之，切而验之，其髁㉘必动，乃可以验逆顺之行也。

雷公曰：谨奉教以闻。

陈士铎曰：十二经脉有走手、走足、走头、走腹之异，各讲得凿凿。其讲顺逆不同处，何人敢措一辞。

(注 释)

①少商：位于手拇指末节桡侧，指甲根角侧上方 0.1 寸。

②极泉：位于腋窝中央，腋动脉搏动处。

③少冲：位于小指末节桡侧，指甲根角侧上方0.1寸。

④天池：位于第四肋间隙，前正中线旁开5寸。

⑤中冲：位于中指末节尖端中央。

⑥次指：手大指一侧的第二指，即食指。

⑦商阳：位于食指末节桡侧，指甲根角侧上方0.1寸。

⑧迎香：位于鼻翼外缘中点旁，鼻唇沟中。

⑨少泽：位于小指末节尺侧，指甲根角侧上方0.1寸。

⑩听宫：位于耳屏正中与下颌骨髁突之间的凹陷中。

⑪关冲：位于第四指末节尺侧，指甲根角侧上方0.1寸。

⑫丝竹空：位于眉梢凹陷中。

⑬睛明：位于目内眦内上方眶内侧壁凹陷中。

⑭至阴：位于足小趾末节外侧，趾甲根角侧后方0.1寸。

⑮头维：位于额角发际直上0.5寸，头正中线旁开4.5寸。

⑯厉兑：位于足第二趾末节外侧，趾甲根角侧后方0.1寸。

⑰前关：即上关穴，位于面部，颧弓上缘中央凹陷中。

⑱窍阴：即足窍阴，位于第四趾末节外侧，趾甲根角后方0.1寸。

⑲隐白：位于足大指末节内侧，趾甲根角侧后方0.1寸。

⑳大包：位于第六肋间隙，腋中线上。

㉑涌泉：位于屈足卷趾时足心最凹陷中。

㉒俞府：位于锁骨下缘，前正中线旁开2寸。

㉓大敦：位于足大指末节外侧，趾甲根角侧后方0.1寸。

㉔期门：位于第六肋间隙，前正中线旁开4寸。

㉕颃颡：指咽喉。

㉖胻骨：胫骨，指小腿内侧。

㉗跗：指足背。

㉘髁：骨头上的突起，多长在骨头的两端。

译文

雷公请问说："黄帝问经脉循行的逆顺是怎样的，我无法回奏，请天师明示指教以便听闻。"

岐伯说："十二经脉，有从上往下循行的，也有从下往上循行的，各有不同。"

雷公说："请您详细解说。"

岐伯说："手三阴经从胸部开始，循上肢下循行向手指；手三阳经是从手指开始循行至头面部；足三阳经皆从头面开始，循躯干和下肢下循行至足趾；足三阴经皆从足趾开始，循下肢上循行到腹部，这是上下循行的概况。"

雷公说："我还是不太清楚。"

岐伯说："手三阴经指的是手太阴肺经、手少阴心经、手厥阴心包经。手太阴肺经从中府穴循行到大指的少商穴，手少阴心经从极泉穴循行到小指的少冲穴，手厥阴心包经从天池穴循行到中指的中冲穴，都是从胸部开始循上肢下循行向手指。手三阳经指的是手阳明大肠经、手太阳小肠经、手少阳三焦经。手阳明大肠经从次指的商阳穴循行到头部的迎香穴，手太阳小肠经从小指的少泽穴循行到头部的听宫穴，手少阳三焦经从第四指的关冲穴循行到头部的丝竹空穴，这都是从手指开始，循上肢上循行至头面部。足三阳经指的是足太阳膀胱经、足阳明胃经、足少阳胆经。足太阳膀胱经从头部的睛明穴循行到足小趾的至阴穴，足阳明胃经从头部的头维穴循行到足次趾的厉兑穴，足少阳胆经从头部的前关穴循行到足第四趾的窍阴穴，这都是从头面开始，循躯干和下肢下循行至足趾。足三阴经指的是足太阴脾经、足少阴肾经、足厥阴肝经。足太阴脾经从足大指内侧的隐白穴循行到腹部的大包穴，足少阴肾经从足心的涌泉穴循行到腹部的俞府穴，足厥阴肝经从足大指外侧的大敦穴循行到腹部的期门穴，都是从足趾开始，循下肢上循行至胸腹部。"

雷公说："逆行和顺行会怎么样呢？"

岐伯说："手三阴经，循行到手为顺行，循行到脏腑为逆行；手三阳经，循行到头部为顺行，循行到手为逆行；足三阴经，循行到腹部为顺行，循行到足部为逆行；足三阳经，循行到足部为顺行，循行到头部为逆行。"

雷公说："足三阴经都是从足走腹，唯独足少阴肾经下行，这是什么原因？难道是足少阴肾经容易逆行难以顺行吗？"

岐伯说："当然不是。天冲脉是五脏六腑十二经脉之海，五脏六腑都禀受其气滋养。天冲脉上行的一支，从咽喉上部和后鼻道出来，向各阳经渗灌精气；向下的一支，注入足少阴肾经的大络，从气冲穴处分出，循沿着大腿内侧下行，进入腘窝中，伏行在小腿胫骨内侧，下行到达足内踝之后，在足跟骨上缘分出两支。下行的分支，与足少阴肾经并行，将精气灌注到足三阴经，循行于身体前面的分支，从内踝后的深部跟骨上缘处分出，向下沿着足背进入足大趾间，使元气渗入各条经脉，温养肌肉。因此，邪气结在足背的络脉上，脉就不会跳动，不跳动人就会厥逆，厥逆时足部就会感觉寒冷。这是足少阴肾经的循行与足三阴经稍有差异之处，但是它循行到腹部则是一致的。"

雷公说："为什么足少阴肾经的循行与足三阴经稍有差异？"

岐伯说："足少阴肾经中隐藏着水火二气，不能不通过曲折的路线以循行其经脉，不像肝经和脾经可以直行到达腹部。"

雷公说："为什么足少阴肾经循行到腹部则是一致的呢？"

岐伯说："肾经的特性是喜欢逆行，因此由下向上循行，这就是'以逆为顺'的原因。"

雷公说："经脉逆行，理应会引发疾病了。"

岐伯说："以逆为顺，因此不会生病。若是由上往下顺行，就会违背其循行的特性，反而会生病了。"

雷公说："我会把你说的全部回奏给黄帝。"

岐伯说："假如黄帝问如何才能证明？你可以回奏说，以上述理论作为引导，通过切脉就可以验证，少阴经在足踝部的脉必然会跳动，这样就可以验证少阴经的逆行和顺行。"

雷公说："理当遵从您的教导向黄帝奏报。"

陈士铎说："十二经脉的循行，有走手、走足、走头、走腹的差异，分别讲述得有根有据。其中所讲的顺逆不同之处，又有谁敢轻易提出不同的见解呢？"

经脉终始篇第十四

原文

雷公问于岐伯曰：十二经之脉既有终始，《灵》《素》详言之。而走头、走腹、走足、走手之义，尚未明也，愿毕其辞①。

岐伯曰：手三阳从手走头，足三阳从头走足，乃高之接下也。足三阴从足走腹，手三阴从腹走手，乃卑之趋上也。阴阳无间，故上下相迎，高卑相迓②，与昼夜循环同流而不定耳。夫阴阳者，人身之夫妇也；气血者，人身之阴阳也。夫倡则妇随，气行则血赴，气主煦③之，血主濡④之。乾作天门，大肠司其事也。巽作地户，胆持其权也。泰居艮，小肠之昌也。否居坤，胃之殃也。

雷公曰：善，请言顺逆之别。

岐伯曰：足三阴自足走腹，顺也；自腹走足，逆也。足三阳自头走足，顺也；自足走头，逆也。手三阴自脏走手，顺也；自手走脏，逆也。手三阳自手走头，顺也；自头走手，逆也。夫足之三阴从足走腹，惟足少阴肾脉绕而下行，与肝脾直行者，以冲脉与之并行也，是以逆为顺也。

陈士铎曰：十二经有头腹手足之殊，有顺中之逆，有逆中之顺，说得更为明白。

注释

①愿毕其辞：请彻底阐明这些话。

②相迓（yà）：相迎、迎接、相遇。

③煦：温煦、温暖。

④濡：滋养。

译 文

雷公请问岐伯说："十二经脉的循行有始有终，《灵枢》和《素问》已经详细论述了。然而，走头、走腹、走足、走手的含义，还没有明确的论述，请您给详细地明示一下。"

岐伯说："手三阳经从手部循行到头部，足三阳经从头部循行到足，这是从高处迎接到低处。足三阴经从足部循行到腹部，手三阴经从腹部循行到手指，这是从卑下之处直驱向上。阴与阳没有间隔，因此上与下相迎，高处与低处相互衔接，与昼夜一起循环流行，而不是固定不变的。阴阳就是人身的夫妇，气血就是人身的阴阳。丈夫倡导媳妇就会随着行动，气运行到的地方血液也会流注到那里。气属阳，主要功能是温暖人体；血属阴，血液濡养滋润人身。乾卦是天门，大肠是事务的主管。巽卦是地户，胆主持其中的权力。泰卦位于艮位，小肠经之气的昌盛之处。否卦位居坤位，是胃所管辖的地方，胃常在这个时刻方位上受到伤害。"

雷公说："好啊！请您说说顺行和逆行的区别。"

岐伯说："足三阴经从足向腹部循行，是顺行；从腹部向足循行，是逆行。足三阳经从头部向足循行，是顺行；从足向头部循行，是逆行。手三阴经从脏向手循行，是顺行；从手向脏循行，是逆行。手三阳经从手向头部循行，是顺行；从头部向手循行，是逆行。足三阴经从足向腹部循行，只有足少阴肾经环绕并下行，与肝经和脾经一起上下直行，由于冲脉与足少阴经合并循行，这就是'以逆为顺'。"

陈士铎说："十二经脉有头、腹、手和足的差别，有顺中之逆的现象，也有逆中之顺的现象，这里说得更加明白了。"

经气本标篇第十五

原文

雷公问于岐伯曰：十二经气有标本乎？

岐伯曰：有之。

雷公曰：请言标本之所在。

岐伯曰：足太阳之本在跟以上五寸中，标在两络命门。足少阳之本在窍阴①之间，标在窗笼②之前。足少阴之本在内踝下三寸中，标在背腧。足厥阴之本在行间上五寸③所，标在背腧。足阳明之本在厉兑，标在人迎颊挟颃颡④。足太阴之本在中封前上四寸⑤中，标在舌本⑥。手太阳之本在外踝之后，标在命门之上一寸。手少阳之本在小指次指之间上二寸⑦，标在耳后上角下外眥（眦）。手阳明之本在肘骨中上至别阳⑧，标在颜下合钳上⑨。手太阴之本在寸口中⑩，标在腋内动脉。手少阴之本在锐骨之端⑪，标在背腧。手心主⑫之本在掌后两筋之间二寸中，标在腋下三寸⑬。此标本之所在也。

雷公曰：标本皆可刺乎？

岐伯曰：气之标本，皆不可刺也。

雷公曰：其不可刺，何也？

岐伯曰：气各有冲，冲不可刺也。

雷公曰：请言气冲。

岐伯曰：胃气有冲，腹气有冲，头气有冲，胫气有冲，皆不可刺也。

雷公曰：头之冲何所乎？

岐伯曰：头之冲，脑也。

雷公曰：胸之冲何所乎？

岐伯曰：胸之冲，膺与背腧也，腧亦不可刺也。

雷公曰：腹之冲何所乎？

岐伯曰：腹之冲，背腧与冲脉及左右之动脉也。

雷公曰：腔之冲何所乎？

岐伯曰：腔之冲，即脐之气街及承山、踝上以下。此皆不可刺也。

雷公曰：不可刺止此乎？

岐伯曰：大气之抟而不行者，积于胸中，藏于气海，出于肺，循咽喉，呼吸而出入也。是气海犹气街也，应天地之大数，出三入一，皆不可刺也。

陈士铎曰：十二经气各有标本，各不可刺。不可刺者，以冲脉之不可刺也。不知冲脉即不知刺法也。

（注 释）

①窍阴：指两足第四趾端窍阴穴处。

②窗笼：窗笼为耳朵，此处是指两耳门前的听宫穴。

③行间上五寸：大约在行间穴上五寸中封穴处。

④人迎颊挟颃颡：指喉结两旁的人迎穴和鼻咽腔处。

⑤中封前上四寸：中封穴前上四寸是三阴交穴。

⑥舌本：位于舌根部位。

⑦小指次指之间上二寸：指手小指和无名指之间上二寸中渚穴。

⑧肘骨中上至别阳：位于肘部肱骨处上髁处曲池穴。

⑨颜下合钳上：指颊车穴下，人迎穴后，扶突上颈钳处。

⑩寸口中：位于指腕后寸口中的太渊穴。

⑪锐骨之端：位于指掌后锐骨端的神门穴。

⑫手心主：即手厥阴心包经。根本在掌后离手腕二寸两筋之间的内关穴。

⑬腋下三寸：指天池穴。

译文

雷公请问岐伯说："十二经气有标本（即根和梢）吗？"

岐伯说："有啊。"

雷公说："请说明标气和本气所在之处。"

岐伯说："足太阳膀胱经的本气，在足跟以上五寸处，其标气在左右两络命门的睛明穴，即鼻梁两旁两眼的大眦位置。足少阳胆经的本气，在足窍阴穴，其标气在窗笼（耳朵）之前的听宫穴。足少阴肾经的本气在内踝下三寸中，其标气在背腧穴。足厥阴肝经的本气，在行间穴上五寸处的中封穴，其标气在背部肝腧穴。足阳明胃经的本气，在厉兑穴，其标气在咽喉处的人迎穴和鼻咽腔处。足太阴脾经的本气，在中封穴前方向上四寸处的三阴交穴，其标气在背部脾俞穴及舌根处。手太阳小肠经的本气，在手外踝之后的养老穴，其标气在睛明穴之上一寸处。手少阳三焦经的本气，在手小指与第四指（无名指）之间向上二寸处的中渚穴，其标气在耳后上角的角孙穴及下外眦的丝竹空穴。手阳明大肠经的本气，在肘骨之中的曲池穴，往上至别阳穴处；其标气在额下，与夹耳两旁的头维穴会合。手太阴肺经的本气，在寸口中的太渊穴，其标气在腋下动脉处的天府穴。手少阴心经的本气，在掌后锐骨末端的神门穴，其标气在背部的心俞穴。手厥阴心包经的本气，在掌后腕上二寸两筋间的内关穴，其标气在腋下三寸的天池穴。这就是标气和本气所在之处。"

雷公说："标气和本气都可以使用针刺吗？"

岐伯说："标气和本气，都不能用针刺。"

雷公说："为什么不能用针刺呢？"

岐伯说："标气和本气分别存在气冲，气冲不能用针刺。"

雷公说："请解释说明什么是气冲。"

岐伯说："胃气有冲，腹气有冲，头气有冲，胫气有冲，都不可以用针刺。"

雷公说："头部的气冲在什么地方？"

岐伯说："头部的气冲在脑。"

雷公说："胸部的气冲在什么地方？"

岐伯说："胸部的气冲在胸膺和背腧穴，背腧穴也不能刺。"

雷公说："腹部的气冲在什么地方？"

岐伯说："腹部的气冲在背腧穴、冲脉以及左右的动脉。"

雷公说："足胫的气冲在什么地方？"

岐伯说："足胫的气冲，在脐部的气街以及足踝下面的承山穴。这些部位都不能使用针刺。"

雷公问："不能针刺的只有这些地方吗？"

岐伯说："大气可以聚集起来暂时不循行，积聚在胸中，隐藏在气海，从肺部出来，沿着咽喉呼吸而进出。因此气海正像气街一样，对应于天地的大数，出气三而入气一，所以都不能用针刺。"

陈士铎说："十二经的气，分别有标气和本气，都不可以使用针刺。之所以不可以用针刺，是因为冲脉不能针刺。如果不知道冲脉，就不知道如何使用刺法了。"

脏腑阐微篇第十六

原 文

雷公问于岐伯曰：脏止五乎？腑止六乎？

岐伯曰：脏六腑七也。

雷公曰：脏六何以名五也？

岐伯曰：心、肝、脾、肺、肾五行之正也，故名五脏。胞胎①非五行之正也，虽脏不以脏名之。

雷公曰：胞胎何以非五脏之正也？

岐伯曰：心，火也；肝，木也；脾，土也；肺，金也；肾，水也。一脏各属一行。胞胎处水火之歧，非正也，故不可称六脏也。

雷公曰：肾中有火，亦水火之歧也，何肾称脏乎？

岐伯曰：肾中之火，先天火也，居两肾中，而肾专司水也。胞胎上系心，下连肾，往来心肾，接续于水火之际，可名为火，亦可名为水，非水火之正也。

雷公曰：然则胞胎何以为脏乎？

岐伯曰：胞胎处水火之两歧，心肾之交，非胞胎之系不能通达上下，宁②独妇人有之，男子未尝无也。吾因其两歧置于五脏之外，非胞胎之不为脏也。

雷公曰：男女各有之，亦有异乎？

岐伯曰：系同而口异也。男女无此系，则水火不交，受病同也。女系无口，则不能受妊。是胞胎者，生生之机，属阴而藏于阳，非脏而何。

雷公曰：胞胎之口又何以异？

岐伯曰：胞胎之系，上出于心之膜膈，下连两肾，此男女之同也。惟女下大而上细，上无口而下有口，故能纳精以受妊。

雷公曰：腑七而名六何也？

岐伯曰：大肠、小肠、膀胱、胆、胃、三焦、包络，此七腑也。遗包络不称腑者，尊帝③耳。

雷公曰：包络可遗乎？

岐伯曰：不可遗也。包络为脾胃之母，土非火不生，五脏六腑之气咸仰于心君。心火无为，必藉包络有为，往来宣布④，胃气能入，脾气能出，各脏腑之气始能变化也。

雷公曰：包络既为一腑，奈何尊帝遗之？尊心为君火，称包络为相火，可乎？

岐伯曰：可，请登之《外经》咸以为则。

陈士铎曰：脏六而言五者，言脏之正也；腑七而言六者，言腑之偏也。举五而略六，非不知胞胎也；举六而略七，非不知包络也。有雷公之问，而胞胎、包络昭于古今矣。

注 释

①胞胎：又名子宫、胞宫，是女子发生月经和孕育胎儿的器官。

②宁：难道。

③帝：心是五脏六腑的君主，而被称为帝。

④宣布：宣，宣发，向上向外的运动；布，布散，向四周的运动。

译 文

雷公请问岐伯说："脏只有五个，腑只有六个？"

岐伯说："脏有六个，腑有七个。"

雷公说："既然脏有六个，为什么命名为五脏呢？"

岐伯说："心、肝、脾、肺、肾，是五行的正位，因此命名为五脏。胞胎不是五行的正位，虽然称为脏，但却不以脏来命名。"

雷公说："胞胎为什么不是五脏的正位呢？"

岐伯说："心属火，肝属木，脾属土，肺属金，肾属水，这五脏中每一脏分别属于五行中的一行。胞胎位于水火相交之处，不是水火正位，因此不能称为六脏。"

雷公说："肾中有火气，也是水火相交之处，但为什么肾可以称为脏呢？"

岐伯说："肾脏中的火气，是先天之火，位于两肾的中间，而肾则专门主管水液代谢。胞胎向上连接心，向下连接肾，往来于心肾之间，接续于水火相交之处，可以称为火，也可以称为水，但却不是水火的正位。"

雷公说："然而，胞胎为什么可以称为脏呢？"

岐伯说："胞胎处在心火肾水的分岔路上，是水火相交之处，也是心肾相交之处，如果没有胞胎的联系，就不能上通下达。这种现象不只女性有，男性也有。因为胞胎具有水、火二者的特性，因此将其放在五脏之外，并不是胞胎不能成为脏。"

雷公说："男女各有胞胎，也有差异吗？"

岐伯说："联系相同，只是出口有所不同。男女没有胞胎的联系，就会水火不相交，所患的病也会相同。女子除了联系之外，如果没有胞胎口，就不能受精怀孕。因此，胞胎是生生不息的机关，本性属阴而其中藏有阳气，这如果不是脏，又会是什么呢？"

雷公说："胞胎的开口，又有什么差异呢？"

岐伯说："胞胎的连接，上端从心脏的膈膜出来，下端联系着两肾，这在男子和女子都是相同的。唯独女子胞胎的下端大而上端细，上端没有开口而下端有开口，因此可以受精怀孕。"

雷公说："腑有七个，但为什么将其命为六呢？"

岐伯说："大肠、小肠、膀胱、胆、胃、三焦、包络，这是七腑。遗漏了包络不称为腑，这是尊其为君主的缘故。"

雷公说："包络可以遗漏吗？"

岐伯说："不能遗漏。包络属于火，是脾胃之母。土离开了火，就不能生发，五脏六腑之气，都依赖于心火这个君主。心火虽然无为而治，但必须凭借包络的有为，一出一入，来回向外宣发，这样胃气才能进入，脾气才会发出，各脏腑中的气才会变化无穷。"

雷公说："包络既然是一腑，为什么不能因尊称为帝而遗漏呢？可以尊称心为君火，称呼包络为相火吗？"

岐伯说："可以。请刊登在《外经》上，让大家都遵循这些准则。"

陈士铎说："脏有六个，但是只说五个，是论述脏居于正位；腑有七个，而只说六个，是论述腑处于偏位。称呼五脏而忽略第六脏，并不是不知道胞胎；称呼六腑而忽略第七腑，也不是不知道心包络。由于雷公的提问，胞胎和心包络的问题到现今就大白于天下了！"

考订经脉篇第十七

原文

雷公问于岐伯曰：十二经脉天师详之，而所以往来相通之故，尚来尽也。幸宣明奥义，传诸奕祀，可乎？

岐伯曰：可。肺属手太阴，太阴者，月之象也。月属金，肺亦属金。肺之脉走于手，故曰手太阴也。起于中焦胃脘之上，胃属土，土能生金，是胃乃肺之母也。下络大肠者，以大肠亦属金，为胃之庶子①。而肺为大肠之兄，兄能包弟，足以网罗之也。络即网罗包举之义。循于胃口者，以胃为肺之母，自必游熙于母家，省受胃土之气也。肺脉又上于膈，胃之气多，必分气以给其子。肺得胃母之气，上归肺宫，必由膈而升。肺受胃之气，肺自成家，于是由中焦而脉乃行，横出腋下，畏心而不敢犯也。然而肺之系实通于心，以心为肺之君，而肺乃臣也，臣必朝于君，此述职之路也。下循臑②内，行少阴心主之前者，又谒相之门也。心主即心包络，为心君之相，包络代君以行事。心克肺金，必借心主之气以相刑，呼吸相通，全在此系之相联也。肺禀天玉之尊，必奉宰辅之令，所以行于少阴心主之前而不敢缓也。自此而下于肘中，乃走于臂，由臂而走于寸口、鱼际③，皆肺脉相通之道。循鱼际出大指之端，为肺脉之尽。经脉尽，复行，从腕后直出次指内廉，乃旁出之脉④。

注释

①庶子：这里是说大肠是胃土所生之金，和肺相互表里。肺是脾土所生，脾土当属正妻。

②臑：即上臂部，亦称肱部。

③鱼际：即手鱼的边际，手鱼，就是手掌内拇指的指掌关节之后的肌肉隆起，状如鱼腹，故称鱼。鱼的外侧手掌与手背交接处的红白肉际，称为鱼际。

④旁出之脉：从主干中分出的支脉，也称支脉。

译文

雷公请问岐伯说："十二经脉，天师已经详细地解释了，然而十二经的循行往来、相互贯通的原因，还没有详细地解说。希望能宣明其中的奥义，留传给子孙后代，可以吗？"

岐伯说："可以。肺属于手太阴肺经。太阴是月亮的形象。月亮属于金，肺也属于金。肺的经脉循行于手上，因此称为手太阴。手太阴肺经起始于中焦胃脘之上，胃属土，土能生金，所以将胃作为肺之母。向下联络大肠，因为大肠也属于金，是胃的旁系子孙。而肺是大肠的兄长，兄长可以包容小弟，足以将其网罗在内。络就是网罗包举的意思。循行于胃口，是因为胃是肺之母，自然必须游于母亲的家中，接受胃土的气。肺脉又上行到达膈膜，当胃气充足时，必然会分气给它的子孙。肺脏得到胃腑母亲之气，经气上行归属于肺脏，必定由膈膜而上升。肺得到胃气的资助，肺脏自成一家，于是从中焦而向脉开始发出，横出行走到胸胁腋下，这是因为肺经畏惧心火的克制而不敢去触犯心君。然而，肺的脉系其实与心脏是相连通的，因为心脏是肺脏的君主，而肺脏是心脏的臣相，臣相必然会朝拜君主，这是履行其职责的必然之路。肺经向下循行到上臂内侧，在手少阴心经与手厥阴心包络经的前面下行，这是拜谒相府的门第。心包经就是心包络，是心君的宰相，心包络代替心君执行政令。心火克肺金，必然要借助心包之气才能行使职权，而呼吸与心脏相通，全部依赖此处经脉的相互关联。肺脏秉承君主的尊严，必然会奉宰相的政令，所以循行在少阴心经和厥阴心包经的前面而不敢稍有迟缓。接着由此循行下入肘中，再转而循行于前臂的内侧，再由前臂行走到寸口、鱼际，都是肺经连通的道路。再循行到鱼际部，从大拇指的末端出来，为肺脉循行的末端。肺经脉循行到达末端之后，又分出一支，从手腕后面直出第二指的内侧，这是从旁边分出的络脉。"

原 文

雷公曰：脾经若何？

岐伯曰：脾乃土脏，其性湿，以足太阴名之。太阴之月，夜照于土，月乃阴象，脾属土，得月之阴气，故以太阴名之。其脉起于足之大指端，故又曰足太阴也。脾脉既起于足下，下必升上，由足大指内侧肉际，过核骨后，上内踝前廉，上踹内，循胫骨后，交出厥阴之前，乃入肝经之路也。夫肝木克脾，宜为脾之所畏，何故脉反通于肝？不知肝虽克土，而木亦能成土，土无木气之通，则土少发生之气，所以畏肝而又未尝不喜肝也。交出足厥阴之前^①，图合于肝木耳。上膝股内前廉入腹者，归于脾经之本脏也。盖腹脾之正宫，脾属土，居于中州，中州^②为天下之腹，脾乃人一身之腹也。脾与胃为表里，脾内而胃外，脾为胃所包，故络于胃。脾得胃气，则脾之气始能上升，故脉亦随之上膈，趋喉咙而至舌本，以舌本为心之苗，而脾为心之子，子母之气自相通而不隔也。然而舌为心之外窍，非心之内廷也，脾之脉虽至于舌，而终未至于心，故其支又行，借胃之气，从胃中中脘之外上膈，而脉通于膻中之分，上交于手少阴心经，子亲母之象也。

注 释

①交出足厥阴之前：足太阴脾经起始后行于足厥阴肝经之后，沿胫骨内侧后缘上行，一直到内踝上8寸处，交叉行于足厥阴肝经之前。

②中州：人体部位名。指脏腑与地势相应的部位。

译 文

雷公问："脾经是怎么样循行的呢？"

岐伯说："脾是土脏，其本性是湿气，因此被称为足太阴经。太阴的月光，夜间照在土上，月是阴的形象，脾属土，能得到月亮的阴气，因此以太阴来命名。脾经起始于足大趾的末端，因此称为足太阴经。脾脉既然起始于足下，必然从下往上循行，从足大趾内侧赤白色肉的分界处，通过足大趾本节后方的横骨（核骨），上行至足内踝的前面，再上行到小腿肚内侧，沿胫骨后方内侧缘循行，与足厥阴肝经相交于前方，接着进入肝经的循行路线。肝木克脾土，理应是脾土所畏惧的，为什么经脉的循行反而与肝脏相通？殊不知肝木虽然克脾土，然而肝木也有助于脾土的形成。脾土没有得到木气的疏通，就会缺少生发的气机。因此，脾土既畏惧肝木的克杀，又未尝不喜爱肝木的资助。相交于足厥阴肝经的前面，其目的是与肝木之气相合。此后再继续上行经过膝盖部和大腿内侧的前缘，然后进入腹部，这是归属于脾经本脏。因为腹脾是脾经的中正之宫，脾属土，位于中州，中州是天下的腹地，脾是人体一身的腹地。脾与胃相互是表里关系，脾在内而胃在外，脾被胃所包藏，因此脾络属于胃。脾得到胃的土气，脾脏的气才能上升，因此经脉也随着上行穿过横膈膜，再上行到喉咙而到达舌根部。因为舌根是心之苗，而脾是心之子，子母之气自然相互通贯而不间隔。然而，舌根仅是心的外窍，而不是心的内庭，脾脉虽然到达舌根，终究没有到达心脏。因此，脾脉的分支继续循行，借助胃气，从胃的中脘穴外面上行到膈膜，从而使经脉贯通到膻中之处，最终与手少阴心经相交，这是子女亲近母亲的表现。"

原 文

雷公曰：心经若何？

岐伯曰：**心为火脏，以手少阴名之者。盖心火乃后天也，后天者，有形之火也。星应荧惑①，虽属火而实属阴，且脉走于手，故以手少阴名之。他脏腑之脉皆起于手足，心脉独起于心，不与众脉同者，以心为君主，总揽权纲，不寄其任于四末②也。心之系五脏七腑无不相通，尤通者，小肠也。小肠为心之表，而心实络于小肠，下通任脉，故任脉即借小肠之气以上通于心，为朝君之象也。心之系③又上与肺相通，挟咽喉而入于目，以发其文明之彩也。复从心系上肺，下出腋下，循臑内后廉，行手厥阴经心主之后，下肘，循臂，至小指**

之内出其端，此心脉系之直行也。又由肺曲折而后并脊直下，与肾相贯串，当命门之中，此心肾既济之路也。夫心为火脏，惧畏水克，何故系通于肾，使肾有路以相犯乎？不知心火与命门之火，原不可一日不相通也。心得命门之火则心火有根，心非肾水之滋则心火不旺，盖心火必得肾中水火以相养，是以克为生也。既有肾火肾水之相生，而后心之系各通脏腑，无扞格④之忧矣。由是而左通于肝，肝本属木，为生心之母也，心火虽生于命门先天之火，而非后天肝木培之，则先天之火气亦不旺，故心之系通于肝者，亦欲得肝木相生之气也。肝气既通，而胆在肝之旁，通肝即通于胆，又势之甚便者。况胆又为心之父，同本之亲尤无阻隔也。由是而通于脾。脾乃心之子也，虽脾土不藉心火之生，然胃为心之爱子，胃土非心火不生。心既生胃，生胃必生脾，此脾胃之系所以相接而无间也。由是而通于肺。火性炎上而肺叶当之，得毋有伤？然而顽金非火不柔，克中亦有生之象，倘肺金无火，则金寒水冷，胃与膀胱之化源绝矣，何以温肾而传化于大肠乎？由是而通于心主。心主即膻中包络也，为心君之相臣，奉心君以司化⑤。其出入之经，较五脏六腑更近，真有心喜亦喜、心忧亦忧之象，呼吸相通，代君司化以使令夫三焦，俾上中下之气，无不毕达，实心之系通之也。

注 释

①荧惑：指火星，位于南方，对应人体心脏。

②四末：指四肢，即四肢末端手足。

③心之系：即心系，指心与其他脏器相联系的脉络。

④扞（hàn）格：相互抵触，格格不入。扞，抵御、捍卫、杜绝；格，抗拒、抗御。

⑤奉心君以司化：尊奉心君的旨命而主宰全身的化育。司，主宰；化，化育。

译 文

雷公问："心经是怎么样循行的呢？"

岐伯说："心是火脏，以手少阴来命名。因为心火为后天之火，后天之火是有形之火，对应天上的火星。心虽然属于火，其实本性属阴，并且经脉循行在手上，因此以手少阴经来命名。而其他脏腑的经脉都起始于手足，唯独心脉起始于心脏，与其他经脉的起始不同，因为心脏是君主，总揽权纲，没有将它的权力分授给四肢。心的脉系与五脏七腑无不相通，尤其是与小肠的关联最为紧密。小肠是心脏之表，心脏络属于小肠，下行与任脉相通，因此任脉借助小肠之气上行与心脏相通，这是臣子朝拜君主的表现。心经的别系还上行与肺相通，沿着咽喉循行到达双目之中，以显现心脏文明雅致的光彩。主干从心系上行到肺，向下斜出于腋下，沿着前臂内侧的后面，循行在手厥阴心包经之后，下行到肘，沿着前臂内侧后边，从小指的内侧到达其末端，这是手少阴心经的直行的路径。又经由肺部曲折向后，并沿着脊椎径直下行，与肾相贯通，到达命门之中，这是心肾水、火既济的道路。心是火脏，畏惧水克，为什么会连通到肾脏？难道是让肾水有侵犯心火的路径吗？原来心脏之火与命门之火，不可以一日不相贯通。心脏如果得到命门之火，心火才会有根，心脏如果没有得到肾水的滋润，心火就不会旺盛，因为心火必须得到肾脏中水火二气的滋养，这就是'以克为生'的道理。既然有了肾火和肾水的相生，然后心的联系就会分别贯通到各个脏腑，才不会有阻隔不通的忧患。由此而向左与肝相通，肝脏本来属木，作为生起心火之母，心火虽然生于命门的先天之火，而如果没有后天肝木的培育，先天的火气也不会旺盛，因此心脉的联系与肝脏贯通，也是想得到肝木相生之气。肝气既然已经贯通，胆位于肝的旁边，贯通了肝脏，就相当于贯通了胆腑，这又是情势的便捷之处了。何况胆木也是心脏之父，同时作为本来的父母，尤其不会阻隔。由此，心脏与脾脏也相贯通了。脾土也是心脏之子女，虽然脾土不需要借助心火的生发，然而胃作为心脏的爱子，胃土离开了心火就不能生发。心既然生胃，生胃必然就能生脾，这就是胃联系彼此可以相接而没有间断的原因。由此，心脏与肺脏也相贯通了。火的性质是炎上，而肺叶挡住心火上炎的去路，肺金怎么能不受伤呢？然而，顽金得不到火气就不会柔软，相克之中也有相生的迹象。倘若肺金没有火的温煦，就会导致金寒水冷，胃腑与膀胱气化的源头就会断绝，这样又怎能够温养肾脏并传化到大肠呢？由此，心脏与厥阴心包经也相连通了。心包就是膻中的包络，是心君的宰相，尊奉心君的命令而主宰全身的化育。从心包出入的经络，与五脏六腑相比更接近心君，具有心喜也喜、心忧也忧的表现，呼吸之间也相通不离，代替君主施行教化和政令，从而使得三焦上中下之气，没有不完全通达的，这其实就是通过心包的联系而贯通。"

原 文

雷公曰：肾经若何？

岐伯曰：肾属水，少阴正水之象。海水者，少阴水也，随月为盈虚，而肾应之。名之为足少阴者，脉起于足少阴之下也。由足心而上，循内踝之后，别入跟中，上腨出腘，上股贯脊①，乃河车之路②，即任督之路也。然俱属于肾，有肾水而河车之路通，无肾水而河车之路塞；有肾水而督脉之路行，无肾水而督脉之路断，是二经之相通相行，全责于肾。故河车之路、督脉之路，即肾经之路也。由是而行于肝，母入于子舍之义也。由是而行于脾，水行于地中之义也。过肝脾二经而络于膀胱者，以肾为膀胱之里，而膀胱为肾之表，膀胱得肾气而始化，正同此路之相通，气得以往来之耳。其络于膀胱也，贯脊会督而还出于脐之前，通任脉始得达于膀胱，虽气化可至，实有经可通而通之也。其直行者，又由肝以入肺，子归母之家也。由肺而上循喉咙，挟舌本而终，是欲朝君先通于喉舌也。夫肾与心虽若相克，而实相生，故其系别出而绕于心，又未敢遽朝于心君，注胸之膻中包络，而后肾经之精上奉，化为心之液矣，此君王下取于民之义，亦草野上贡于国之谊也。各脏止有一而肾有二者，两仪之象也。两仪者，日月也，月主阴，日主阳。似肾乃水脏，宜应月不宜应日，然而月之中未尝无阳之气，日之中未尝无阴之气，肾配日月，正以其中之有阴阳也，阴藏于阳之中，阳隐于阴之内，叠相为用，不啻③日月之照临也。盖五脏七腑各有水火，独肾脏之水火处于无形，乃先天之水火，非若各脏腑之水火，俱属后天也。夫同是水火，肾独属之先天，实有主以存乎两肾之间也。主者，命门也。命门为小心，若太极之象，能生先天之水火，因以生后天之水火也，于是裁成夫五脏七腑，各安于诸宫，享其奠定之福，化生于无穷耳。

注释

①贯脊：经脉贯穿于脊柱里面上行。

②河车之路：道家丹经术语，当体内精气发动，运转周天之际，元气运行于督脉时，循脊柱上行，有快慢之分，如水中行船，全仗水流相助。因此古人形象地把它比喻为"河车"。

③不啻（chì）：无异于，如同。

译文

雷公问："肾经是怎么样循行的呢？"

岐伯说："肾属水，是少阴正水的形象。海水是少阴水，随着月象的盈虚，而肾脏之水与之相应。以足少阴经来命名，因为此经起始于足少阴经下面的涌泉穴。从足心开始上行，循行内侧脚踝骨的后面分出，转入足跟中，再向上行到小腿内侧后缘，循行到腘窝内侧，再沿大腿内侧后缘贯通到脊柱，这便是河车之路，也就是任脉、督脉循行的路线。然而任脉、督脉都与肾经相通，所以有肾水河车之路就通畅，没有肾水河车之路就会闭塞；有肾水督脉之路就能通行，没有肾水督脉之路就会阻断，所以任脉、督脉是否能够通行，完全取决于肾水。因此，河车的路径、督脉的路径，就是肾经循行的路径。由此循行到肝经，好比母亲进入孩子的居舍一样。由此循行到脾，正像水流过大地一样。经过肝经、脾经而与膀胱经相通，因为肾是膀胱之里，膀胱是肾之表，膀胱得到肾气才能化生津液，正是通过这条相同的路径，使得气能够相互往来。肾经联络膀胱经，贯通脊椎而与督脉相会，然后回转从脐前出来，贯通任脉，到达膀胱，虽然气化可以到达，其实只有内部经络才能贯通。其直行的肾经，又穿过肝脏和膈膜，进入肺部，这是子女回归到母亲的家里的现象。由肺部而上循行到喉咙，到舌根就终止了，这就好像去朝拜心君，因此先通过喉舌的关卡。肾与心虽然貌似相克，而其实是相生的，因此肾经的旁支又分支出来，环绕于心，但又不敢直接去朝拜心君，而是注入胸中的膻中包络，然后肾经的精气上奉，转化为心液，这是君王从民众中取得所需的意义，也是山野草民进贡国家的道理。各脏只有一个，而肾脏有两个，这是两仪的形象。两仪就是日月，月属阴，日属阳。似乎肾脏是水脏，只是与月对应，而不与日对应。然而，月光之中并不是没有阳气，日光之中也不是没有阴气，肾脏配日月，正是因为其中有阴有阳，阴藏于阳之中，阳隐于阴之内，相互交叠为用，正如同日月的光辉照临着人间。五脏七腑分别有水火，唯独肾脏的水火是无形的，这是因为肾脏的水火是先天的，并不像其余各脏腑的水火，都属于后天。同样是水火，唯独肾脏属于先天，其实有主宰存在于两肾之间，这个主宰就是命门。命门是'小心'（像心脏一样的功能），正如太极的形象，能生起先天的水火，因此化生出后天的水火，于是形成五脏七腑，分别安居在身体内的每一个宫中，享受心主奠定的福基，生生不息，变化无穷。"

原 文

雷公曰：肝经若何？

岐伯曰：肝属足厥阴，厥阴者，逆阴也，上应雷火①。脉起足大指丛毛②之际，故以足厥阴名之。雷火皆从地起，腾于天之上，其性急，不可制抑。肝之性亦急，乃阴经中之最逆者，少拂其意，则逆而不可止。循跗上，上踝，交出太阴脾土之后，上腘内廉，循腹、入阴毛中，过阴器，以抵于小腹，虽趋肝之路，亦趋脾之路也。既趋于脾，必趋于胃矣。肝之系既通于脾胃，凡有所逆，必先犯于脾胃矣，亦其途路之熟也。虽然肝之系通于脾胃，而肝之气必归于本宫，故其系又走于肝叶之中。肝叶之旁有胆附焉，胆为肝之兄，肝为胆之弟，胆不络肝，而肝反络胆者，弟强于兄之义也。上贯膈者，趋心之路也。肝性急，宜直走于心之宫矣，乃不直走于心，反走膜膈，布于胁肋之间者，母慈之义也。慈母怜子，必为子多方曲折，以厚其藏胁肋正心宫之仓库也。然而其性正急，不能久安于胁肋之间，循喉咙之后，上入颃颡，连于目系，上出额间而会督脉于巅项③，乃木火升上之路也。其支者，从目系下颊，环唇，欲随口舌之窍以泄肝木之郁火也。其支者，又从肝别贯膈，上注肺中，畏肺金之克木，通此经为侦探之途也。

注 释

①上应雷火：古人认为雷火是从地上发起的，是因为大地积阴，一阳郁勃，发而为雷。对应八卦中的震卦，而震卦又在东方，对应甲乙木干，木能生火，火发而化为雷。

②丛毛：指足大指背面第一趾关节处多毛的部位。

③巅项："项"字应为"顶"之误。巅，山顶，这里的意思是人的头顶肝经从两侧入目系而后出额间上头顶和督脉交合。

译 文

雷公问："肝经是怎么样循行的呢？"

岐伯说："肝经属于足厥阴，厥阴是逆冷的阴气，对应于天上的雷火。该经起始于足大趾丛毛（又称大敦或三毛）之处，因此以足厥阴肝经来命名。雷火都是从地上发起，升腾于九天之上，其本性急躁，不可抑制。肝的本性也急躁，是阴经中最为逆行的经脉，稍微不合其本意，就会厥冷逆行，不可抑制。肝经沿着足上行到内踝，交接于足太阴脾经的后面，上行经过膝盖内侧，沿大腿内侧上行达到腹部，进入阴毛中，环绕生殖器，向上抵达小腹部，虽然行走于肝经的路径，也循行于脾经的路径。既然循行于脾经，必然也循行于胃经了。肝经的旁系既然贯通脾胃，因此凡是有所逆冷，必然就会先触犯脾胃两经了，这也是因为太熟悉运行之路径。虽然肝经的旁系连通于脾胃，肝气必然归于本宫，因此它的旁系又行走到肝叶之中。肝叶的旁边有胆经附着，胆是肝的兄长，肝是胆的小弟，胆不去络属于肝，肝反而络属于胆，这是小弟强于兄长的意思。该经上行贯通到膈，这是循行而趋向于心经的路线。肝经本性急躁，理应直行到达心君的宫城，而不直行到达心脏，反而向上穿过膜膈，分布在胁肋之间，这是母亲的慈爱之意。慈母怜惜其子女，必然会以多方曲折的方式资助子女，以增加其收藏之用，而胁肋正好是心宫的仓库。然而，肝经的本性急躁，不能长久安居在胁肋之间，因此循行到喉咙的后边，向上进入鼻咽部，与双目相联系，上行出于额间而与督脉交会于头顶的百会，这就是木火上升的路径。肝经的分支，从目系分出，向下循行至颊部的里面，再环绕口唇的内侧，随着口舌的开窍，以疏泄肝木的郁火。又一分支从肝脏分出，贯通膈膜，上行注入肺中，肝经畏惧肺金克木，便通过这条经络作为侦察探究的途径。"

原文

雷公曰：五脏已知其旨矣。请详言七腑。

岐伯曰：胃经亦称阳明者，以其脉接大肠手阳明之脉，由鼻额而下走于足也。然而胃经属阳明者，又非同大肠之谓。胃乃多气多血之腑，实有日月并明之象，乃纯阳之腑，主受而又主化①也。阳主上升，由额而游行于齿口唇吻，循颐颊耳前，而会于额颅，以显其阳之无不到也。其支别者，从颐②后下人迎，循喉咙，入缺盆，行足少阴之外，下隔通肾与心包之气。盖胃为肾之关，又为心包之用，得气于二经，胃始能蒸腐水谷，以化精微也。胃既得二经之气，必归于胃中，故仍属胃也。胃之旁络于脾，胃为脾之夫，脾为胃之妇③，脾听胃使，以行其运化者也。其直行者，从缺盆下乳内廉，挟脐而入气街。气街者，气冲之穴也，乃生气之源，探源而后气充于乳房，始能散布各经络也。其支者，起于胃口，循腹，过足少阴肾经之外，本经之里，下至气街而合，仍是取气于肾以助其生气之源也。由是而胃既得气之本，可下行以达于足，从气街而下髀关，抵伏兔，下膝膑，循胫下跗，入中指之内庭而终者，皆胃下达之路也。其支者，从膝之下廉三寸别入中指之外间，复是旁行之路，正见其多气多血，无往不周④也。其支者，别跗上，入大指间，出足厥阴，交于足太阴，避肝木之克，近脾土之气也。

注 释

①主受而又主化：胃属于纯阳，既受纳食物而又主管消化，分解水谷精华，是人体后天重要器官。受，承受、接受；化，化解。

②颐：指两腮之前下方部位，俗称"下巴"。颐包含腮和下颌，为上下咀嚼以养人之处。

③胃为脾之夫，脾为胃之妇：夫妇在五行学说中，一般都是指相克关系，克人者为夫，被克者为妇。此处却以脾胃为夫妇，新奇说法。

④无往不周：无论哪里没有不周到的，指胃经的输出功能无所不到。周，周遍。

译 文

雷公说："五脏之经的循行宗旨已经知道了，请详细说明七腑经络的循行吧。"

岐伯说："胃经也称为阳明，是因为它的经脉与手阳明大肠经相连接，起于鼻旁再下行到达足部。然而，胃经也属于阳明，与大肠经并不相同。胃是多气多血之腑，其实有太阳和月亮交并而发光的形象，是纯阳之腑，主要功能是受纳食物并且主消化水谷产生精气。阳气主管上升，由额部入上齿龈，复出环绕口唇，又上行到面颊和耳前，交会于额头之上，以显示此经的阳气无所不到。本经的分支，从颐后下人迎穴的前方，循行至喉咙，进入缺盆（锁骨上窝中央），然后循行在足少阴经的外侧，下行穿过膈膜，并与肾和心包之气贯通。因为胃是肾的关口，又是心包的用臣，得真气于少阴肾经和厥阴心包经以后，胃才能腐熟水谷，才能化生出精微物质。胃经既然得到了足少阴肾经和手厥阴心包经的真气，必然归属于本宫胃中，因此仍然属于胃。胃经的旁支与本经相表里的脾经相连络，胃是脾的丈夫，脾是胃的媳妇，脾听从胃的使唤，以便行使它的运化功能。胃向下直行的分支，从缺盆（锁骨上窝中央）出体表，下行到乳房内侧，挟着肚脐进入腹股沟外的气街穴。气街是气冲的穴位，是生气的源头。探明气的源头之后，气才会充满乳房，才能开始散布到各经络之中。本经另有一条支脉，起始于胃下口的幽门处，再循行腹部下行，经过足少阴肾经的外侧和本经的里面，到达气街的部位与肾经相合，这仍然是从肾经取得气源，以助长胃的化生之源。由此，胃经既然已得到气的本源，便可下行到腿足，沿着气街而下行到髀关穴，抵达大腿前侧的伏兔穴，再下行到膝盖的髌骨，循行胫骨下行到足背，进入足中趾的内庭穴便终止了，这都是胃经下行的路线。本经的另一分支，从膝盖下面三寸的足三里穴分出，下行进入中趾的外侧端，成为旁行的路线，正好显示胃经多气多血、无往不周的特性。本经的另一分支，从足背上面的冲阳穴分出，进入足大趾内侧端，再从足厥阴肝经出来，与足太阴脾经相接，以避免肝木的克杀，而接近脾土之气。"

原 文

雷公曰：请言三焦之经。

岐伯曰：三焦属之手少阳者，以三焦无形，得胆木少阳之气以生其火，而脉起于手之小指次指之端，故以手少阳名之。循手腕出臂，贯肘，循臑之外，行手太阳之里、手阳明之外，火气欲通于大小肠也。上肩，循臂臑，交出足少阳之后，正依附于胆木，以取其木中之火也。下缺盆，由足阳明之外面交会于膻中之上焦，散布其气，而络绕于心包络之中焦，又下膈入络膀胱，以约下焦。若胃、若心包络、若膀胱，皆三焦之气，虽往来于上中下之际，故不分属于三经而仍专属于三焦也。然而三焦之气虽往来于上中下之际，使无根以为主，则气亦时聚时散，不可久矣。讵知①三焦虽得胆木之气以生，而非命门之火则不长。三焦有命门以为根，而后布气于胃，则胃始有运用之机；布气于心包络，则心包络始有运行之权；布气于膀胱，则膀胱始有运化之柄也。其支者，从膻中而上出缺盆之外，上项，系耳后，直上出耳上角，至颊②，无非随肾之火气而上行也。其支者，又从耳后入耳中，出耳前，过客主人③之穴，交颊，至目锐眦，亦火性上炎，随心包之气上行。然目锐眦实系胆经之穴，仍欲依附木气以生火气耳。

注 释

①讵知：怎知、难道。

②频：眼眶下缘的部位。

③客主人：即客主人穴，又名上关穴、太阳穴，在颧骨弓上方的空软处，足少阳经上关穴所居的周围部位。

译 文

雷公说："请说明手少阳三焦经的循行。"

岐伯说："三焦属于手少阳经，因为三焦是没有形状的，得到胆木少阳之气以便生起其中的火气，而经脉从手的无名指末端发出，因此以手少阳来命名。循行手腕走到手臂，上穿过肘部，循行于手臂外侧，行走在手太阳小肠经的内侧、手阳明大肠经的外侧，这是火气有贯通大小肠的趋势。上行到肩部，循行手臂与位于后面的足少阳胆经相交，这正是依附于胆木，以便取得木中的火气。下行到缺盆，由足阳明胃经的外侧交会于两乳之间的膻中穴的上焦，散布三焦之气，而以络脉环绕心包络贯穿中焦，又下行贯穿膈膜，与膀胱经相互络属，以便约束下焦。正如胃、心包络和膀胱，都是三焦之气往来于上、中、下之处，因此不分属于三条经络，而仍然专属于三焦经。然而三焦之气，虽然往来于上、中、下三处，假使没有根气做主宰，那么气也会时聚时散，不可能长久了。怎知三焦虽得到胆木的气息以生发火气，但若没有命门之火的支持也不能生长。三焦之火有命门作为根本，然后才能将真气分配给胃，胃才能开始发挥其功用；将真气分配给心包络，心包络才有运行的权利；将真气分配给膀胱，膀胱才有运化的权柄。本经的一条支脉，从膻中穴处上行，出到缺盆（锁骨上窝中央）的外侧，并向上走行到颈项，联系耳后，再直向上出耳上角，到达眼眶外侧，无不随着肾脏的火气而上行。本经的分支，又从耳后进入耳中，复绕出耳前，过足少阳经客主人穴的前方，交会于面颊部，由此再上行至外眼角，这也是火性上炎，随着心包的气上行。然而，外眼角（目外眦）其实是胆经的穴位，其本性是欲取胆经的木气以助自身生起火气。"

原 文

雷公曰：请言心主之经①。

岐伯曰：心主之经，即包络之府也，又名膻中。属手厥阴者，以其代君出治，为心君之相臣，臣乃阴象，故属阴。然奉君令以出治，有不敢少安于顷刻，故其性又急，与肝木之性正相同，亦以厥阴名之，因其难顺而易逆也。夫心之脉出于心之本宫，心包络之脉出于胸中包络，在心之外，正在胸之中，是脉出于胸中者，正其脉属于包络之本宫也。各脏腑脉出于外，心与包络脉出于中，是二经较各脏腑最尊也。夫肾系交于心包络，实与肾相接，盖心主之气与肾宫命门之气，同气相合，故相亲而不相离也。由是②下于膈，历络三焦③，以三焦之腑气与命门、心主之气彼此实未尝异，所以笼络而相合为一，有表里之名，实无表里也。其支者，循胸中出胁④，抵腋，循臑内行于太阴肺脾、少阴心肾之中，取肺肾之气以生心液也。入肘，下臂，入掌内，又循中指以出其端。其支者，又由掌中循无名指以出其端，与少阳三焦之脉相交会，正显其同气相亲，表里如一也。夫心主与三焦两经也，必统言其相合者，盖三焦无形，借心主之气相通于上中下之间，故离心主无以见三焦之用，所以必合而言之也。

注 释

①心主之经：指手厥阴心包经。

②是：此，指胸中。

③历络三焦：心包络经自胸至腹，顺次经过并联络上、中、下三焦。历，历经、依次。

④胁：腋下至肋骨尽处统称为胁，即侧胸部。

译 文

雷公说："请说明手厥阴心包经的循行。"

岐伯说："手厥阴心包经是包络所在的府第，又称为膻中。之所以属于手厥阴经，是因为它能代心受过、替心受邪，好比君主的内臣，能代替君主治理国家，并能够传达君主的旨意。臣是阴的形象，因此属阴。然而，臣相是奉行君主的政令治理国家，不敢有一点安逸和懈怠，因此它的性情急躁，与肝木的性情正好相同，也以厥阴经来命名，因为其气难以平顺而容易上逆。心经的经脉从心脏的本宫发出，心包经的经脉从胸中的包络发出，在心脏的外面，正好位于胸腔之内，因此从胸中发出来的经脉，正是从包络本宫中发出来的经脉。各个脏腑的经脉起始于外面，心经与心包的络脉从心脏分出，这是因为这两条经脉比其他各脏腑都要尊贵。肾的联系与心包络相交，其实与肾脏相连接，因为心包经之气与肾宫命门之气同气相合，因此相互亲近而不分离。由这里下行穿过膈膜，依次联络上、中、下三焦。因为三焦的腑气与命门、心包之气彼此其实没有差别，所以笼络在一起合而为一，虽然有表和里的名称，其实没有表和里的含义。心包经的分支，从胸中循行，从胁部横出，抵达腋窝，再循行上臂的内侧中线，到太阴肺经、太阴脾经以及少阴心经、少阴肾经之间，获取肺和肾之气以便产生心液。进入肘中，下行到手臂，进入手掌内，又循行到中指，从中指末端出来。它的另一分支，从手掌内循行到无名指到其末端，与手少阳三焦经相交会，正显示出它们同气相亲、表里如一的特性。厥阴心包经与少阳三焦经，必须合在一起说明它们的交合情况，这都是因为三焦没有形体，需要借助心包之气贯通于上、中、下之间，因此离开了心包经，就无法观察到三焦的用途了，必须合在一起说明。"

原　文

雷公曰：请言胆经。

岐伯曰：胆经属足少阳者，以胆之脉得春木初阳之气，而又下趋于足，故以足少阳名之。然胆之脉虽趋于足，而实起目之锐眦，接手少阳三焦之经也。由目锐眦上抵头角[①]**，下耳，循颈，行手少阳之脉前，至肩，上交出手少阳之后，以入缺盆之外，无非助三焦之火气也。其支者，从耳后入耳中，出走耳前，至目锐眦之后，虽旁出其支，实亦仍顾三焦之脉也。其支者，别自目外而下大迎，合手少阳三**

焦，抵于顀②下，下颏后，合缺盆以下胸中，贯膜、膈、心包络，以络于肝。盖心包络乃胆之子，而肝乃胆之弟，故相亲而相近也。弟胆虽肝之兄而附于肝，实为肝之表而属于胆，肝胆兄弟之分，即表里之别也。胆分肝之气，则胆之汁始旺，胆之气始张，而后可以分气于两胁，出气街，统毛际③，而横入髀厌④之中也。其直者从缺盆下腋，循胸过季胁⑤，与前之入髀厌者相合，乃下循髀外，行太阳、阳明之间，欲窃水土之气以自养也。出膝外廉，下跗骨⑥，以直抵绝骨⑦之端，下出外踝，循跗上，入小指、次指之间，乃其直行之路也。其支者，又别跗上，入大指歧骨内出其端，还贯入爪甲，出三毛，以交于足厥阴之脉，亲肝木之气以自旺，盖阳得阴而生也。

注 释

①头角：指前额之上缘的两端处，即额角。

②顀（zhuō）：指眼眶下面的骨。

③毛际：指耻骨部阴毛的边缘。

④髀厌：即髀枢，即髋关节，俗称大转子，为环跳穴所在的部位。

⑤季胁：指两侧胸胁下方的软肋部。

⑥跗骨：即腓骨，也称"外辅骨"。

⑦绝骨：指腓骨下端似乎中断的凹陷部位。

译 文

雷公说："请说明足少阳胆经的循行。"

岐伯说："胆经属于足少阳，所以胆的经脉得到春木的初阳之气，而又向下循行到足，因此以足少阳经来命名。然而，胆的经脉虽然循行到足，其实起始于外眼角（目外眦），连接手少阳三焦经。由外眼角上行，循行到额角，再向下转至耳后，沿着颈部，行走于手少阳经的前面，到达肩上，相交于手少阳经的后面，以进入缺盆（锁骨上窝中央）的外面，无非是助长三焦的火气。本经的分支，从耳后进入耳中，循行至耳的前方，到达外眼角的后方，虽然从旁边分出支脉，其实仍然是顾及三焦的经脉。本经的另一分支，从双目外眼角处分出，下行到大迎穴，会合手少阳三焦经至眼眶下方，经下颌下行于颈部，会合缺盆（锁骨上窝中央）与前脉，而后向下进入胸中，穿过膈膜中的心包络，与肝脏相连络。因为心包络是胆经之子，而肝是胆的弟弟，因此相亲相近。胆腑虽然是肝脏的兄长而依附于肝脏，其实位于肝脏之表而属于胆，肝胆兄弟的区分就是表里的差别。胆腑分出肝的气，胆汁才会旺盛，胆气才会舒张，而后才能将气分布到两胁，从气街出来，绕行阴毛处，横行进入髀厌（髋关节）的中央。其直行向下的经脉，从缺盆（锁骨上窝中央）下行到腋部，再循行胸部经过季胁，与前面进入的髀厌相合，再下循行至大腿骨的外侧，行走在太阳经和阳明经之间，这是想盗窃水土的气以便滋养自身。再从膝盖外侧腓骨出来，下行到跗骨，直达绝骨的端点，再向下行从外踝出来，沿着足跗（足背）进入足小趾和次趾之间，这是它直行的路径。本经的又一分支，又从足背分出，前行出足大趾外侧端，从它的里面出来，折回穿过爪甲，从足大趾的三毛之际出来，与足厥阴经相交，亲近肝木之气以便自旺，这大致上是阳得阴而生的缘故。”

原文

雷公曰：请言膀胱之经。

岐伯曰：膀胱之经属足太阳者，盖太阳为巨阳，上应于日，膀胱得日之火气，下走于足，犹太阳火光普照于地也。其脉起目内眦，交手太阳小肠之经，受其火气也。上额交巅①，至耳上角，皆火性之炎上也。其直行者，从巅入络脑，还出别下项，循肩膊内，挟脊两旁，下行抵于腰，入循膂②，络肾，盖膀胱为肾之表，故系连于肾，通肾中命门之气，取其气以归膀胱之中，始能气化而出小便也。虽气出于肾经，而其系要不可不属之膀胱也。其支者，从腰中下挟脊以贯臀，入腘中而止，亦借肾气下达之也。其支者，从膊内别行，下贯脾膂，下历尻臀，化小便，通阴之器而下出也。过髀枢，循髀外，下合腘中，下贯于两踹内，出外踝之后，循京骨③至小指外侧，交于足少阴之肾经，亦取肾之气，可由下而升，以上化其水也。

注 释

①巅：指头顶正中的最高处，也就是百会穴所在的位置。

②膂：挟行于脊柱两旁的浅层肌肉。

③京骨：指足小趾本节后向外侧突出的半圆骨，也即京骨穴所在的部位。

译 文

雷公说："请说明足太阳膀胱经的循行。"

岐伯说："膀胱的经脉属于足太阳，是因为太阳是巨阳，对应于天上的太阳，膀胱得到太阳的火气，向下循行到足，就好像太阳灿烂的光辉普照大地一样。足太阳膀胱经起于眼内角（目内眦）的睛明穴，并与手太阳小肠经相交，接受小肠经的火气。上行到额部，交会于头顶，下行至耳的上角，这都是火性的炎上。本经直行的经脉，从头顶进入头部而连络于脑，再下行到达颈项，循行肩膊内侧，沿着脊柱的两旁，下行抵达腰部，沿着脊柱与肾脏相连络，这是因为膀胱是肾脏之表，因此与肾脏连通，贯通肾中命门之气，取得肾脏之气，注入膀胱之中，膀胱得命门先天真火温煦运化，才能使膀胱气化出小便。虽然元气出于肾经，而它的联系则不能不属于膀胱。本经的分支，从腰部下行，沿着脊柱两旁循行通过臀部，从大腿后侧外缘行至腘窝中便停止了，这也是借助肾气下行。另一分支，从肩胛的内侧分出来，挟背向下行走进入脊柱，经过臀部尾椎骨，变化出小便，与阴器相通，并从阴器下面继续下行。经过腿部髀枢穴，沿着腿骨的外侧下行，在膝部腘窝中与前一支脉会合，再下行贯通到小腿内侧，从外踝的后面出来，沿着足背外侧缘循行到足小趾的外侧端，与足少阴肾经相交，也是资取肾中之气，由下面向上升，以便上行气化膀胱的水液。"

原 文

雷公曰：请言小肠之经。

岐伯曰：小肠之经，属手太阳者，以脉起于手之小指，又得心火之气而名之也。夫心火属少阴，得心火之气，宜称阴矣。然而心火居于内者为阴，发于外者为阳，小肠为心之表也，故称阳而不称阴。
且其性原属阳，得太阳之日气，故亦以太阳名之。其脉上腕，出踝，
循臂，出肘，循臑行手阳明、少阳之外，与太阳胆气①相通，欲得金
气自寒，欲得木气自生也。交肩上，入缺盆，循肩，向腋下行，当膻
中而络于心，合君相二火之气也。循咽下膈以抵于胃。虽火能生胃，
而小肠主出不主生。何以抵胃？盖受胃之气运化精微而生糟粕②，犹
之生胃也。故接胃之气下行任脉之外，以自归于小肠之正宫，非小
肠之属而谁属乎？其支者，从缺盆循颈颊，上至目锐眦，入于耳中，
此亦火性炎上，欲趋窍而出也。其支者，别循颊，上𬟽，抵鼻，至目
内眦，斜络于颧，以交足太阳膀胱之经，盖阳以趋阳之应也。

注 释

　　①太阳胆气："太阳"应为"少阳"，即少阳胆气。胆气主升，胆为
阳中之少阳。

　　②糟粕：指造酒剩下的渣滓，也指废弃无用的事物。这里是指食物
经消化吸收后所余的废物。

译 文

　　雷公说："请说明手太阳小肠经的循行。"

　　岐伯说："小肠的经脉属于手太阳，是因为该经脉起于小指外侧的末端，
又得到心火之气而加以命名的。心火属于少阴，得到心火的气，应当称为阴。
然而心火居于内的为阴，发于外的为阳，小肠为心火之表，因此称为阳而不
称为阴。并且，手太阳小肠经的性质原本属于阳，得到太阳之气，因此也以
太阳来命名。手太阳小肠经的经脉从手的小指末端上行到手腕，从手外踝出
来，沿着手臂，从肘部上行，循行于手臂的手阳明、手少阳的外侧，与少阳
的胆气相通，这是想得金气以自寒，想得木气而自生。相交于肩上，进入缺
盆（锁骨上窝中央），沿着肩胛向腋下行走，在膻中穴与心经相联系，合并
君火与相火之气。沿着咽喉下行到膈部，抵达胃中。虽然心火能生胃土，然

而小肠的主要功能是传出而不是生发，为什么会抵达胃部呢？这是因为受纳胃气，从而运化精微排泄糟粕，正像生出胃土一样。因此，接续胃气下行到任脉的外面，循行归于小肠的正宫，不属于小肠又属于什么呢？手太阳小肠经的分支，从缺盆分出，沿着颈部和颊部，上行到外眼角，又折回进入耳中，这也是火性炎上，想从上窍而出。它的另一分支，沿着颊部分出，上行到眼眶下，抵达鼻子，上行走到眼内角，然后斜行与颧骨相联系，与足太阳膀胱经相交，这大致是阳经趋向于阳位的相应关系。"

原 文

雷公曰：请言大肠之经。

岐伯曰：大肠之经名为手阳明者，以大肠职司传化，有显明昭著[1]之意，阳之象也。夫大肠属金，宜为阴象，不属阴而属阳者，因其主出而不主藏也。起于手大指次指之端，故亦以手名之。循指而入于臂，入肘，上臑，上肩，下入缺盆而络于肺，以肺之气能包举大肠，而大肠之系亦上络于肺也。大肠得肺气而易于传化，故其气不能久留于膈中，而系亦下膈，直趋大肠以安其传化之职。夫大肠之能开能阖[2]，肾主之，是大肠之气化宜通于肾，何以大肠之系绝不与肾会乎？不知肺金之气即肾中水火之气也，肾之气必来于肺中，而肺中之气既降于大肠之内，则肾之气安有不入于大肠之中者乎？不必更有系通肾，而后得其水火之气，始能传化而开合之也。其支者，从缺盆上颈贯颊，入下齿缝中，还出夹[3]两口吻，交于唇中之左右，上挟鼻孔，正显其得肺肾之气，随肺肾之脉而上升之征也。

陈士铎曰：十二经脉，各说得详尽，不必逐段论之。

注 释

①显明昭著：彰显、明示的意思。
②阖：关闭的意思。
③夹：挟行，平行于两旁。

译文

雷公说："请说明手阳明大肠经的循行。"

岐伯说："大肠经命名为手阳明，是因为大肠的功能是转化糟粕，有显明昭著之意，是阳的形象。大肠属金，应当是阴象，不属于阴而属于阳，是因为大肠经主管排泄而不主管收藏。手阳明大肠经起始于手的食指末端，因此也以手来命名。大肠经沿着食指上行到小臂和肘部，上行到手的大臂，上行到肩部，下行进入缺盆（锁骨上窝中央）而连络肺，因为肺气能够包含大肠，而大肠的分支也上行连络肺脏。大肠得到肺气而容易传化，因此大肠的气不能长久地停留在膈中，它的分支也下行到膈部，直接行走到大肠，以便发挥它的传化功能。大肠能够开合，是肾气主宰着它，因为大肠的气化与肾脏相通，那为什么大肠经的分支却根本不与肾脏相交会呢？实际上，这是因为肺金的气就是肾中的水火之气，肾气必然来源于肺中，而肺中之气既然下降到大肠之内，那么肾气怎么可能不进入大肠之内呢？因此不必再有分支通到肾脏，然后才会得到肾中的水火之气，才能传化和开合。手阳明大肠经的分支，从缺盆上行到颈部，贯通颊部，进入下齿缝中，再出来环绕两嘴唇，交接于嘴唇的左右两侧，上行挟着鼻孔，正是显示它得到肺和肾的气，随着肺和肾的脉气而上升的征象。"

陈士铎说："十二经脉，分别解说得很详细，就不必分段进行评论了。"

包络配腑篇第十八

原文

天老①问于岐伯曰：天有六气②，化生地之五行，地有五行，化生人之五脏。有五脏之阴，即宜有五腑之阳矣，何以脏止五，腑有七也？

岐伯曰：心包络，腑也，性属阴，故与脏气相同，所以分配六腑也。

天老曰：心包络既分配腑矣，是心包络即脏也，何不名脏而必别之为腑耶？

岐伯曰：心包络，非脏也。

天老曰：非脏列于脏中，毋乃不可乎？

岐伯曰：脏称五不称六，是不以脏予包络也。腑称六，不称七，是不以腑名包络也！

天老曰：心包络非脏非腑，何以与三焦相合乎？

岐伯曰：包络与三焦为表里，二经皆有名无形。五脏有形，与形相合，包络无形，故与无形相合也。

天老曰：三焦为孤脏③，既名为脏，岂合于包络乎？

岐伯曰：三焦虽亦称脏，然孤而寡合，仍是腑，非脏也，舍包络之气，实无可依，天然配合，非勉强附会也。

天老曰：善。

雷公曰：肺合大肠，心合小肠，肝合胆，脾合胃，肾合膀胱，此天合也。三焦与心包络相合，恐非天合矣？

岐伯曰：包络非脏而与三焦合者，包络里，三焦表也。

雷公曰：三焦腑也，何分表里乎？

岐伯曰：三焦之气，本与肾亲，亲肾不合肾者，以肾有水气也。故不合肾而合于包络耳。

雷公曰：包络之火气出于肾，三焦取火于肾，不胜取火于包络乎？

岐伯曰：膀胱与肾为表里，则肾之火气必亲膀胱而疏三焦矣。包络得肾之火气，自成其腑，代心宣化，虽腑犹脏也。包络无他腑之附，得三焦之依而更亲，是以三焦乐为表，包络亦自安于里，孤者不孤，自合者永合也。

雷公曰：善。

应龙④问曰：包络，腑也，三焦亦自成腑，何以为包络之使乎？

岐伯曰：包络即膻中也，为心膜膈，近于心宫，遮护君主，其位最亲，其权最重，故三焦奉令不敢后也。

应龙曰：包络代心宣化，宜各脏腑皆奉令矣，何独使三焦乎？

岐伯曰：各腑皆有表里，故不听包络之使，惟三焦无脏为表里，故包络可以使之。

应龙曰：三焦何乐为包络使乎？

岐伯曰：包络代心出治，腑与脏同，三焦听使于包络，犹听使于心，故包络为里，三焦为表，岂勉强附会哉。

应龙曰：善。

陈士铎曰：包络之合三焦，非无因之合也。包络之使三焦，因其合而使之也。然合者，仍合于心耳，非包络之司为合也。

（注 释）

①天老：黄帝的辅臣，晓医通理，著有《杂子阴道》二十五卷。

②六气：指风、寒、暑、湿、燥、火六种正常的自然气候，为万物生长的必备条件，也是人适应自然而生存的必备条件。

③三焦为孤脏：三焦异于其他脏腑，无脏与之相类，故曰孤。三焦是仅有其名而无其形的唯一脏腑，所以称孤脏。

④应龙：古代神话传说中的神名。一说指一种有翼的神龙，为黄帝神龙，其实应为一部首领名，当为黄帝之功臣。《山海经·大荒本经》中有记载，大禹治水，应龙氏前面开路。

（译 文）

天老请问岐伯说："天有风、寒、暑、湿、燥、火六气，化生地的木、火、土、金、水五行；地有木、火、土、金、水五行，化生人的肝、心、脾、肺、肾五脏。有五脏之阴，就应当有五腑之阳，为什么脏只有五个，而腑却有七个呢？"

岐伯说："心包络属于腑，它的性质属于阴性，因此与脏气相同，所以被分配到了六腑。"

天老说："心包络既然分配到了腑，就是说心包络也属于脏器了，为什么不命名为脏，而一定要区别将它另外称为腑呢？"

岐伯说："因为心包络不是脏器。"

天老说："心包络不是脏而列于脏中，莫非是它列入腑中不合适吗？"

岐伯说："脏称为五，即肝、心、脾、肺、肾，而不称为六，这是不将脏的名称分配给包络；腑称为六，即胃、大肠、小肠、三焦、膀胱、胆，而不称为七，这是不将腑的名称分配给包络。"

天老说："心包络既不是脏，又不是腑，为什么还能与三焦相合呢？"

岐伯说："包络与三焦是表里关系，这两条经脉都是有名无形。五脏有形，所以与有形相合；包络无形，因此只能与无形相合。"

天老说："三焦是仅有其名而无其形的独立的脏腑，既然命名为脏，又怎么与包络相合呢？"

岐伯说："三焦虽然也被称为脏，但却是孤脏，而没有与之相合的，因此仍然是腑，而不是脏。如果离开了包络的气，其实就没有可以依赖的了，这是天然配合，不是勉强的附会。"

天老说："好。"

雷公说："肺与大肠相合，心与小肠相合，肝与胆相合，脾与胃相合，肾与膀胱相合，这是天然配合。三焦与心包络相合，这恐怕不是天然配合吧？"

岐伯说："包络不是脏，然而之所以能与三焦相合，是因为包络为里，三焦为表。"

雷公说："三焦是腑，怎么会分表里呢？"

岐伯说："三焦的气本来与肾脏相亲近，与肾脏相亲近而不与肾脏相合，因为肾脏中有水气。因此不与肾脏相合而与包络相合。"

雷公说："包络的火气源于肾脏，三焦从肾脏中取得火气，这不是更胜于从包络中取得火气吗？"

岐伯说："膀胱与肾是表里关系，肾脏的火气必然亲近膀胱而疏远三焦。

包络得到肾脏中的火气，自然就成为腑了，并且代替心君宣化政令，包络虽然是腑，其功能却好像脏一样。包络没有其他腑的依附，得到三焦的依附而显得更为亲近，这是因为三焦喜欢处于表，而包络也自然安居于里，由此可见孤单的腑也就不再孤单，相合的脏腑也就永久相合了。"

雷公说："好。"

应龙说："包络既然是腑，三焦也自然成为腑，为什么三焦会成为包络的使者呢？"

岐伯说："包络就是膻中，是心脏的膜膈，在心宫附近，守护着心君，它的位置最亲近于心，它的权力最重大，因此三焦奉行包络的命令，不敢稍有懈怠。"

应龙说："包络代替心君宣化政令，各个脏腑都应当奉行它的命令，为什么只有三焦是使臣呢？"

岐伯说："各脏腑都有表里，因此不听包络的使唤，只有三焦没有脏与它构成表里关系，因此包络可以使唤它。"

应龙说："三焦为什么喜欢成为包络的使臣呢？"

岐伯说："包络代替心君统治，腑与脏与三焦一起听令于包络，正如臣相听令于心君一样，因此包络为里，三焦为表，怎么会是勉强附会呢？"

应龙说："好。"

陈士铎说："包络与三焦相合，并不是没有原因。包络之所以使唤三焦，是因为两者相合。然而其实仍然是与心相合，并不是与包络这位有司相合。"

第三卷

胆腑命名篇第十九

原文

胡孔甲①问于岐伯曰：大肠者，白肠也，小肠者，赤肠也，胆非肠，何谓青肠乎？

岐伯曰：胆贮青汁，有入无出，然非肠，何能通而贮之乎？故亦以肠名之。青者，木之色，胆属木，其色青，故又名青肠也。

胡孔甲曰：十一脏取决于胆，是腑亦有脏名矣，何脏分五而腑分七也？

岐伯曰：十一脏取决于胆，乃省文耳，非腑可名脏也。

孔甲曰：胆既名为脏，而十一脏取决之，固何所取之乎？

岐天师曰：胆司渗②，凡十一脏之气得胆气渗之，则分清化浊，有奇功焉。

孔甲曰：胆有入无出，是渗主入而不主出也，何能化浊乎？

岐伯曰：清渗入则浊自化，浊自化而清亦化矣。

孔甲曰：清渗入而能化，是渗入而仍渗出矣。

岐伯曰：胆为清净之府。渗入者，清气也。遇清气之脏腑，亦以清气应之，应即渗之机矣，然终非渗也。

孔甲曰：脏腑皆取决于胆，何脏腑受胆之渗乎？

岐伯曰：大小肠膀胱皆受之，而膀胱独多焉。虽然膀胱分胆之渗，而胆之气虚矣。胆虚则胆得渗之祸矣，故胆旺则渗益，胆虚则渗损。

孔甲曰：胆渗何气则受损乎？

岐伯曰：酒热之气，胆之所畏也，过多则渗失所司，胆受损矣，非毒结于脑，则涕流于鼻也③。

孔甲曰：何以治之？

岐伯曰：刺胆络之穴，则病可已也。

孔甲曰：善。

陈士铎曰：胆主渗，十二脏皆取决于胆者，正决于渗也。胆不能渗又何取决乎。

（注 释）

①胡孔甲：即孔甲，当是古籍中"封胡、孔甲"两个人名的讹误。孔甲是黄帝之史，撰《盘盂》二十六篇。

②胆司渗：指胆的渗入渗出胆汁的功能。渗，指液体慢慢地透入或漏出。

③非毒结于脑，则涕流于鼻也：毒结于脑，易造成脑漏而流鼻涕。今乃酒热之气，使胆渗太过，由经脉渗于鼻为涕，非毒结于脑所致。

（译 文）

孔甲请问岐伯说："大肠是白色肠，小肠是红色肠，胆不是肠，为什么称为青肠呢？"

岐伯说："胆贮藏青色的胆汁，有渗入而没有排出，如果不是肠，怎么能够连通其他腑且可以储存胆汁？因此，也以肠来命名。青色是木的颜色，而胆也属木，它的颜色是青色，其状中空如囊，所以叫作青肠。"

孔甲说："十一个脏器都取决于胆，这么说腑器也有脏器的名义了，为什么脏器有五个而腑器却有七个呢？"

岐伯说："十一脏器都取决于胆，这只是文言中简单的说法，并不是说所有腑器都可以命名为脏器的。"

孔甲说："胆既然称为脏器，而十一脏器都取决于它，为什么非要取决于胆呢？"

岐伯说："胆有渗入渗出胆汁的功能，十一脏器的气只有得到胆气才能渗入，这样才能分清化浊，济脏通腑，有奇特的功能。"

孔甲说："胆汁有渗入而没有排出，因此胆气只是进入而不是排出，为什么能够化浊气呢？"

岐伯说："清气渗入了，那么浊气自然能够被化解，一旦浊气转化了，清气也就自然转化了。"

孔甲说："清气进入而能升清化浊，那么它应该是既能渗入又能渗出了。"

岐伯说："胆是清净的府第。渗入的是清气，遇到需要清气的脏腑，也就以清气供应与之相应。相应就是渗入的机制，但终究还不是渗出。"

孔甲说："所有脏腑都取决于胆，为什么这些脏腑会接受胆汁的渗入呢？"

岐伯说："大肠、小肠、膀胱都会接受胆汁，然而唯独膀胱受纳较多。虽然膀胱分解了胆腑渗出的胆汁，而胆的气本身就变得虚弱了。胆气虚弱那么胆就会因胆汁出现渗漏而遭受气泄的祸害，因此，若是胆气旺盛，那么渗出对胆无害；若是胆气虚弱，那么渗出对胆有损伤。"

孔甲说："胆汁里面渗入了哪些气胆会受到损害？"

岐伯说："酒热之气，是胆最畏惧的，进而会影响其胆渗的功能。饮酒过多，就会影响到胆腑分泌胆汁的功能，胆腑就会受到损害了。胆渗太过，逆反经脉沿厥阴肝脉循环交会于巅顶入脑，并非是热毒郁结于脑，而是脑中热毒熏液渗于鼻为涕。"

孔甲说："胆受到损伤可以用什么方法来治疗呢？"

岐伯说："可以针刺胆经上的穴位，病就可以痊愈。"

孔甲说："好。"

陈士铎说："胆是主管渗透分泌胆汁的，十二脏器都取决于胆，正是依靠胆汁的渗入。如果胆不能渗透，那么这些脏器又如何依靠呢？"

<h1 style="text-align:center">任督死生篇第二十</h1>

原 文

雷公问曰：十二经脉之外，有任督二脉^①，何略而不言也？

岐伯曰：二经之脉不可略也。以二经散见于各经，故言十二经脉，而二经已统会于中矣。

雷公曰：试分言之。

岐伯曰：任脉行胸之前，督脉行背之后也。任脉起于中极^②之下，以上毛际，循腹里，上关元^③，至咽咙，上颐循面，入目眦，此任脉之经络也。督脉起于少腹以下骨中央，女子入系廷孔^④，在溺孔之际，其络循阴器合纂^⑤间，统纂后，即前后二阴之间也，别绕臀，至少阴与巨阳中络者，合少阴，上股内后廉，贯脊属肾与太阳。起于目内眦，上额交巅上，入络脑，至鼻柱^⑥，还出别下项，循肩膊，挟脊，抵腰中，入循膂，络肾。其男子循茎下至纂，与女子等。其少腹直上者，贯脐中央，上贯心，入喉，上颐环唇，上系两目之下中央，此督脉之经络也。虽督脉止于龈交^⑦，任脉止于承浆^⑧，其实二脉同起于会阴^⑨。止于龈交者，未尝不过承浆；止于承浆者，未尝不过龈交。行于前者亦行于后，行于后者亦行于前，循环周流，彼此无间，故任督分之为二，合之仍一也。夫会阴者，至阴之所也。任脉由阳行于阴，故脉名阴海^⑩。督脉由阴行于阳，故脉名阳海^⑪。非龈交穴为阳海，承浆穴为阴海也。阴交阳而阴气生，阳交阴而阳气生，任督交而阴阳自长，不如海之难量乎，故以海名之。

雷公曰：二经之脉络，予已知之矣。请问其受病何如？

岐伯曰：二经气行则十二经之气通，二经气闭则十二经之气塞。男则成疝^⑫，女则成瘕^⑬，非遗溺即脊强也。

雷公曰：病止此乎？

岐伯曰：肾之气必假道于任督，二经气闭，则肾气塞矣。女不受妊，男不射精，人道绝矣。然则任督二经之脉络，即人死生之道路也。

雷公曰：神哉论也。请载《外经》，以补《内经》未备。

陈士铎曰：任督之路，实人生死之途，说得精妙入神。

注 释

①任督二脉：任脉，行于腹面正中线，其脉多次与手足三阴及阴维脉交会，能总任一身之阴经，故称为阴脉之海。督脉，行于背部正中，其脉多次与手足三阳经及阳维脉交会，能总督一身之阳经，故称为阳脉之海。

②中极：任脉穴位，位于脐中下 4 寸，前正中线上。

③关元：任脉穴位，位于脐中下 3 寸，前正中线上。

④廷孔：尿道口。

⑤篡（zuǎn）：应为"篡 cuàn"，为古文用字之误，意为前后二阴之间，是人体会阴部位。

⑥鼻柱：经外奇穴，位于人中沟，鼻中隔之下缘，人中穴的上方。

⑦龈交：督脉穴位，位于上唇系带与上齿龈的相接处。

⑧承浆：任脉穴位，位于颐前唇之下。

⑨会阴：任脉穴位，位于前后阴之间。

⑩阴海：是阴脉之海。

⑪阳海：是阳脉之海。

⑫疝：疝气，是气结不行。

⑬瘕：癥瘕，为气血聚于少腹而引起的肿块。

译文

雷公请问说:"除了十二正经之外,还有任脉和督脉这两条经脉,为什么对其忽略不谈呢?"

岐伯说:"任脉和督脉是不能忽略的。因为这两条经脉散布在其他经脉之中,因此谈到十二经脉时,任督二脉已经包括在其中了。"

雷公说:"请分别解说。"

岐伯说:"任脉循行在胸腹的前面,督脉循行在背部的后面。任脉起于中极穴的下面,上行经过毛际,再循行到小腹部的中央,再上行通过关元穴,抵达咽喉,上行到面颊部,进入内眼角,这是任脉的经络。督脉起于小腹部,向下循行到骨盆中央,女子与里面的阴道口相连,是在尿道开口的附近。它的一支络脉环绕性器官,循着阴户合于会阴部,然后绕行到肛门的后方,即前后二阴之间;再分支别出绕行臀部,循行到足少阴经与足太阳经中的络脉处,与足少阴经相结合,从股内后缘上行到大腿内侧后面,贯通脊椎而内连于肾脏。督脉的又一分支,始于眼角内侧,向上行至前额部,左右交会于头顶,向内进入连络于脑部,到达鼻柱;再从左右颈项下行,循着肩胛骨内,挟脊柱下行至腰中,再入内循着脊柱两侧的肌肉,连通于肾脏。如果是男子,其经脉沿着阴茎向下行至会阴部,与女子通行路线相同。从少腹直上的分支,贯通到脐中央,向上运行连通于心脏,又进入咽喉,向上行至面颊,环绕着口唇,然后向上行到两眼下部的中央,这是督脉的经络。虽然督脉停止于龈交穴,任脉停止于承浆穴,实际上两条经脉同时起始于会阴。止于龈交停的督脉,未尝不经过承浆穴;止于承浆穴的任脉,未尝不经过龈交穴。循行在身体前面的,也循行于身体后面。循行在身体后面的,也循行于身体前面,循环周流,彼此没有间断。因此,任脉与督脉分开是二,合并起来则仍然是一。会阴穴是极阴之处。任脉由阳循行到阴,因此任脉称为阴海。督脉由阴循行到阳,因此督脉被称为阳海。不是龈交穴为阳海,承浆穴为阴海。阴与阳相交而阴气生,阳与阴相交而阳气生,任脉和督脉相交,阴阳二气自然生长,这不正如大海之水难以估量吗?因此用海来命名。"

雷公说:"任督二脉经络的循行,我已经清楚了,请问若是它们发病会怎么样？"

岐伯说："任督经脉之气通行，十二经络之气就通畅无阻；任督经脉之气闭塞，十二经络之气也会闭塞。任脉堵塞男子就会得疝病，女子就会得癥瘕（腹部硬块）；督脉堵塞则不是小便遗尿，就是后背脊柱强直。"

雷公说："疾病只有这些不会发展了吗？"

岐伯说："肾气必须借助于任、督二脉的通道，如果这两条经脉之气闭塞后，肾气就随着闭塞了，会直接造成女子不能受孕，男子不能射精，人就不能生育了。因此，任脉和督脉实际上是主宰人类死生的道路！"

雷公说："这些论述真是神妙啊！请记载在《外经》中，以补充《内经》尚未完备之处。"

陈士铎说："任督二脉循行的路线，是关系到人类生死的途径，说得太精妙入神了！"

阴阳二跷篇第二十一

原文

司马问曰：奇经八脉①中有阴跷阳跷②之脉，可得闻乎？

岐伯曰：《内经》言之矣。

司马曰：《内经》言之，治病未验或有未全欤。

岐伯曰：《内经》约言之，实未全也。阴跷脉足少阴肾经之别脉也，起于然骨③之照海穴④，出内踝上，又直上之，循阴股⑤以入于阴，上循胸里，入于缺盆，上出人迎⑥之前，入于目下鸠，属于目眥（眦）之睛明穴⑦，合足太阳膀胱之阳跷而上行，此阴跷之脉也。阳跷脉足太阳膀胱之别脉也，亦起于然骨之下申脉穴，出外踝下，循仆参⑧，郄于跗阳，与足少阳会于居髎⑨，又与手阳明会于肩髃⑩及巨骨⑪，又

与手太阳阳维⑫会于臑俞⑬，与手足阳明会于地仓及巨髎⑭，与任脉
足阳明会于承泣⑮，合足少阴肾经之阴跷下行，此阳跷之脉也。然
而跷脉之起止，阳始于膀胱而止于肾，阴始于肾而止于膀胱，此男
子同然也，若女子微有异。男之阴跷起于然骨，女之阴跷起于阴股；
男之阳跷起于申脉，女之阳跷起于仆参。知同而治同，知异而疗异，
则阳跷之病不至阴缓阳急，阴跷之病不至阳缓阴急，何不验乎。

司马公曰：今而后，阴阳二跷之脉昭然矣。

陈士铎曰：二跷之脉，分诸男女。《内经》微别，人宜知之，不
可草草看过。

注 释

①奇经八脉：指不同于十二经脉的八条经脉，即督脉、任脉、冲脉、
带脉、阴跷脉、阳跷脉、阴维脉、阳维脉，且八脉均无络属脏的表里配
属关系，故也含奇偶之奇。奇者，异也。

②阴跷阳跷：阴跷脉起于足跟根部，行至肢体内侧，沿着足内踝向
大腿内侧上行，所以称为阴跷脉。阳跷脉起于足跟根部，沿着足外踝向
大腿外侧上行，所以称阳跷脉。跷，为足跟，有矫健敏捷之意。

③然骨：然谷穴，在足内侧缘，足舟骨粗隆下方，赤白肉际处。

④照海穴：位于内踝尖下 1 寸，内踝下缘边际凹陷中。

⑤阴股：大腿内侧。

⑥人迎：横平喉结，胸锁乳突肌前缘，颈总动脉搏动处。

⑦睛明穴：目内眦内上方眶内侧壁凹陷中。

⑧仆参：昆仑直下，跟骨外侧，赤白肉际处。

⑨居髎：髂前上棘与股骨大转子最凸点连线的中点处。

⑩肩髃：肩峰外侧缘前端与肱骨大结节两骨间凹陷中。

⑪巨骨：锁骨肩峰端与肩胛冈之间凹陷中。

⑫阳维：即阳维脉，奇经八脉之一，"维"有维系联络之意，阳维
脉有维系人身阳经的功能。

⑬臑俞：腋后纹头直上，肩胛冈下缘凹陷中。

⑭巨髎：横平鼻翼下缘，瞳孔直下。

⑮承泣：眼球与眶下缘之间，瞳孔直下。

译 文

司马请问说："奇经八脉之中，有阴跷和阳跷这两条经脉，可以听听您的解说吗？"

岐伯说："《内经》已经讲过了。"

司马说："《内经》虽然已经讲过了，但用来治病有的不应验，是不是有的地方讲得还是不够全面呢？"

岐伯说："《内经》只是大约简略地谈到了这个问题，确实不够全面。阴跷脉是从足少阴肾经分出来的别脉。起始于足跟内侧的照海穴，从足内踝上出来，又向上直行，循行大腿内侧进入前阴部。再沿着躯干腹面向上循行到胸部的内侧，进入缺盆（锁骨上窝中央），上行到喉结旁，从人迎穴的前面出来，经过眼睛下颧骨部位，连接眼内角的睛明穴，与足太阳膀胱经的阳跷脉合并后一起上行，这是阴跷脉。阳跷脉是足太阳膀胱经的分支别脉，也起于足跟内侧的申脉穴，从足外踝的下面出来，循行到仆参穴，以跗阳穴为郄穴，与足少阳胆经交会于居髎穴，又与手阳明大肠经交会于肩髃穴和巨骨穴，又与手太阳小肠经的阳维脉交会于臑俞穴，又与足阳明胃经交会于地仓穴和巨髎穴，又与任脉、足阳明胃经交会于承泣穴，又与足少阴肾经的阴跷脉合并后向下循行，这就是阳跷脉。然而，跷脉的起始和停止阴阳有所不同，阳跷脉起始于膀胱而停止于肾脏，阴跷脉起始于肾脏而停止于膀胱。男子的循行都是如此，如果是女子则稍微有一些差别。男子的阴跷脉起始于然骨（又名然谷），而女子的阴跷脉起始于阴股（大腿内侧）；男子的阳跷脉起始于申脉穴，而女子的阳跷脉起始于仆参穴。男女经脉相同，治疗也相同；男女经脉有差别，治疗也有差异。这样，阳跷脉的病不会发生阴缓阳急的情况，阴跷脉的病也不会发生阳缓阴急的情况，哪有什么不应验的呢？"

司马公说："从今以后，阴跷脉和阳跷脉，就很清楚了！"

陈士铎说："阴跷脉和阳跷脉这两条经脉，有男子和女子的区别，对此，《内经》作了一些分析说明，大家应当了解，不能草率地看过。"

奇恒篇第二十二

奢龙①问于岐伯曰：奇恒之腑②，与五脏并主藏精，皆可名脏乎？

岐伯曰：然。

奢龙曰：脑、髓、骨、脉、胆、女子胞，既谓奇恒之腑，不宜又名脏矣。

岐伯曰：腑谓脏者，以其能藏阴也。阴者，即肾中之真水也。真水者，肾精也。精中有气，而脑、髓、骨、脉、胆、女子胞皆能藏之，故可名腑，亦可名脏也。

奢龙曰：修真之士③，何必留心于此乎？

岐伯曰：人欲长生，必知斯六义，而后可以养精气，结圣胎④者也。

奢龙曰：女子有胞以结胎，男子无胞，何以结之。

岐伯曰：女孕男不妊，故胞属之女子，而男子未尝无胞也，男子有胞而后可以养胎息，故修真之士，必知斯六者。至要者，则胞与脑也。脑为泥丸，即上丹田也⑤。胞为神室，即下丹田也⑥。骨藏髓，脉藏血，髓藏气，脑藏精，气血精髓尽升泥丸，下降于舌，由舌下华池，由华池下廉泉玉英⑦，通于胆，下贯神室。世人多欲，故血耗气散，髓竭精亡也。苟知藏而不泻，即返还之道也。

奢龙曰：六者宜藏，何道而使之藏乎？

岐伯曰：广成子有言：毋摇精，毋劳形，毋思虑营营，非不泻之谓乎？

奢龙曰：命之矣。

陈士铎曰：脑、髓、骨、脉、胆、女子胞，非脏也，非脏而以脏名之，以其能藏也，能藏故以脏名之，人可失诸藏乎。

注 释

①奢龙：黄帝的大臣，相传黄帝时六相之一，见《管子·五行》："奢龙辩乎东方，故使为土师。"

②奇恒之腑：即异于平常之腑，指脑、髓、骨、脉、胆、女子胞此六者。奇，奇特；恒，平常。平常之腑多中空囊状，内藏代谢之浊，泻而不藏。奇恒之腑虽也中空囊状似腑，但其内藏阴精，藏而不泻似脏，似脏非脏，似腑非腑，故称奇恒之腑。

③修真之士：即指修身养性以保养真精的人。

④结圣胎：修真之士认为，人用自身先天阴阳自行交合，便可以产生一种高能量的精微物质，这一物质就叫作圣胎、元婴。

⑤脑为泥丸，即上丹田也：上丹田即"大明之上"。鼻梁由表入里，其里即"泥丸"，道名性宫，大致相当于现代生理解剖的"脑垂体"位置。

⑥胞为神室，即下丹田也：三田之内皆有神室，不过上丹田名性宫，中丹田名绛宫，其间皆有精与气升华之元神主宰，故丹经谓"三田皆有神"。

⑦华池下廉泉玉英：华池指舌根两旁系带处的软窝，是经外奇穴，左称金津，右为玉液。廉泉、玉英都是任脉穴位，在舌根往下，喉结以上。

译 文

奢龙请问岐伯说："奇恒之腑与五脏，同样主管藏精，都能用脏来命名吗？"

岐伯说："可以。"

奢龙说："脑、髓、骨、脉、胆和女子的胞宫，既然称为奇恒之腑，就不宜再命名为脏了？"

岐伯说："所谓将腑称为脏，是因为它能够贮藏阴精。阴精，就是肾脏中的真水。真水就是肾精。精中有气的存在，而脑、髓、骨、脉、胆与女子的胞宫都能够贮藏阴精，因此可以命名为腑，也可以命名为脏。"

奢龙说："修身养性以保养真精的人，为什么要留意这些位置呢？"

岐伯说："人想要长生，必须知道这六种器官的含义，而后才能培养精气，孕育成圣胎。"

奢龙说："女子有胞宫可以形成胎儿，男子没有胞宫，为什么也能孕育胎儿呢？"

岐伯说："女子可以怀孕，男子却不能怀孕，因此胞宫属于女性器官，然而男子并不是没有胞宫。男子只有具备了胞宫之后，才能够养育胎息。因此，修身养性、保持真精的人士，必须要知道这六种器官。其中最重要的，则是脑和胞。脑为泥丸宫，也就是上丹田；胞为神室，也就是下丹田。骨藏髓，脉藏血，髓藏气，脑藏精，气血髓精都上升到泥丸宫，然后下降到舌，由舌下降到华池（左金津、右玉液），由华池下降到廉泉、玉英二穴，然后与胆相通，接着继续向下循行，贯通神室。世俗之人多淫欲，因此血耗气散，髓竭精亡。假如懂得了藏而不泄的道理，就懂得返还的大道了。"

奢龙说："这六种器官的阴精都应当闭藏，用什么方法使它藏而不泄呢？"

岐伯说："广成子说过，不要劳损形体，不要动摇精气，不要有过度思虑的杂念，这不是藏而不泄的道理吗？"

奢龙说："谨遵此命！"

陈士铎说："脑、髓、骨、脉、胆、女子胞，并不是脏器，虽然不是脏而用脏来命名，就是因为它们能够贮藏，所以凡是能够贮藏的都可以用脏来命名，人怎么能够失去这些贮藏呢？"

小络篇第二十三

原文

应龙问于岐伯曰：膜原①与肌腠②有分乎？

岐伯曰：二者不同也。

应龙曰：请问不同？

岐伯曰：肌腠在膜原之外也。

应龙曰：肌腠有脉乎？

岐伯曰：肌腠、膜原皆有脉也，其所以分者，正分于其脉耳。肌腠之脉，外连于膜原，膜原之脉，内连于肌腠。

应龙曰：二脉乃表里也，有病何以分之？

岐伯曰：外引小络③痛者，邪在肌腠也。内引小络痛者，邪在膜原也。

应龙曰：小络又在何所？

岐伯曰：小络在膜原之间也。

陈士铎曰：小络一篇，本来没有深奥的文字，备载诸此。以小络异于膜原耳，知膜原之异，即知肌腠之异也。

注 释

①膜原：指胸腹与膈肌之间的部位。

②肌腠：肌肉的纹理。

③小络：细小的脉络，位于肌腠与膜原之间，且由此构成了肌腠与膜原之间的联系。

译 文

应龙请问岐伯说："膜原与肌腠有差别吗？"

岐伯说："二者并不相同。"

应龙说："请问有什么不同？"

岐伯说："肌腠位于膜原的外面。"

应龙说："肌腠有经脉吗？"

岐伯说："肌腠、膜原都有经脉，它们之所以分开，正是因为二者的经脉有区别。肌腠的经脉从外面连接着膜原，膜原的经脉从里面连接着肌腠。"

应龙说："二脉是表里关系，生病以后怎么区别？"

岐伯说:"外面引起小脉络疼痛的,病邪是隐藏在肌腠里;里面引起小脉络疼痛的,病邪是隐藏在膜原中。"

应龙说:"小脉络又在什么位置呢?"

岐伯说:"小脉络位于膜原之间的位置上。"

陈远公说:"小络这一篇,本来没有深奥的文字,所以记载只能于此。因为小络与膜原有区别,知道膜原有不同,也就知道了肌腠的差别了。"

肺金篇第二十四

原文

少师问曰:肺,金也,脾胃,土也,土宜生金,有时不能生金者谓何?

岐伯曰:脾胃土旺而肺金强,脾胃土衰而肺金弱,又何疑乎?然而脾胃之气太旺,反非肺金所喜者,由于土中火气之过盛也。土为肺金之母,火为肺金之贼①,生变为克,乌乎宜乎。

少师曰:金畏火克,宜避火矣,何又亲火乎?

岐伯曰:肺近火则金气之柔者必销矣。然肺离火则金气之顽者必折矣。所贵微火②以通薰肺也。故土中无火,不能生肺金之气。而土中多火,亦不能生肺金之气也。所以烈火③为肺之所畏,微火为肺之所喜。

少师公曰:善。请问金木之生克?

岐伯曰:肺金制肝木之旺,理也。而肝中火盛,则金受火炎,肺失清肃之令矣。避火不暇,敢制肝木乎?即木气空虚,已不畏肺金之刑,况金受火制,则肺金之气必衰,肝木之火愈旺,势必横行无忌，侵伐脾胃之土，所谓欺子弱而凌母强也。肺之母家受敌，御木贼之强横，奚能顾金子之困穷。肺失化源，益加弱矣。肺弱欲其下生肾水难矣，水无金生则水不能制火，毋论上焦之火焚烧，而中焦之火亦随之更炽，甚且下焦之火亦挟水沸腾矣。

少师曰：何肺金之召火也？

岐伯曰：肺金，娇脏也。位居各脏腑之上，火性上炎，不发则已，发则诸火应之，此肺金之所以独受厥害也。

少师曰：肺为娇脏，曷禁诸火之威逼乎？金破不鸣，断难免矣，何以自免于祸乎？

岐伯曰：仍赖肾子之水以救之。是以肺肾相亲更倍于土金之相爱。以土生金而金难生土，肺生肾而肾能生肺。昼夜之间，肺肾之气实彼此往来，两相通而两相益也。

少师曰：金得水以解炎，敬闻命矣。然金有时而不畏火者，何谓乎？

岐伯曰：此论其变也。

少师曰：请尽言之。

岐伯曰：火烁金者，烈火也。火气自微，何以烁金，非惟不畏火，且侮火矣。火难制金，则金气日旺。肺成顽金，过刚而不可犯，于是肃杀之气必来伐木，肝受金刑，力难生火，火势转衰，变为寒，火奚足畏乎。然而火过寒，无温气以生土，土又何以生金。久之火寒而金亦寒矣。

少师曰：善。请问金化为水，而水不生木者，又何谓乎？

岐伯曰：水不生木，岂金反生木乎？水不生木者，金受火融之水也。真水生木而融化之，水克木矣。

少师曰：善。

陈士铎曰：肺不燥不成顽金，肺过湿不成柔金，以肺中有火也。肺得火则金益，肺失火则金损。故金中不可无火，亦不可多火也。水火不旺，金反得其宜也，总不可使金之过旺耳。

注　释

①火为肺金之贼：即因心火克肺金，或其他脏化火而伤及肺金，故称火为肺金之贼。贼，这里有劫客之意。

②微火：即微和之火，指生理之火，与亢烈之火相比较而言，脏腑皆微火而得到温煦，即所谓"微火为肺之所喜"。

③烈火：即亢烈之火，属于病理之火，对脏腑多有伤害，即所谓"烈火为肺之所畏"。

译　文

少师请问说："肺属于金，脾胃都属于土，土本应该生金，有时候却不能生金，不知道这是什么原因？"

岐伯说："这是因为脾胃的土气旺盛，肺的金气也就随着强大；脾胃的土气衰弱，肺的金气也就随着衰弱，又有什么疑问呢？然而，脾胃的气太过旺盛，反而不是肺金所喜欢的，这是由于土中的火气过于旺盛。胃土是肺金的母亲，火是肺金的盗贼，相生就会变成相克，又怎么会适宜呢？"

少师说："金畏惧火克，应该避开火，但为什么又会亲近火呢？"

岐伯说："肺亲近火，就会引起金气的柔弱而必然销熔。然而，肺离开了火，就会使金气的愚顽部分必然折断。贵在得微火以通薰肺金。因此土中没有火，就不能生肺金的气。而土中火多，也不能生肺金之气。所以，烈火是肺金所畏惧的，微火是肺金所喜好的。"

少师说："好啊！请问金木的生克是怎样的呢？"

岐伯说："肺金克制肝木的旺盛之气，这是正理。然而肝中的火气旺盛，金就会受到炎火的克制，肺金就会失去清理整肃的政令。肺金避火都来不及，怎么还敢克制肝木呢？即使是木气已经空虚，已经不畏惧肺金的刑克，况且金受到火的克制，而肺金之气必然是衰弱的，那么肝木之火也就越来越旺盛，必然会横行毫无忌惮，从而克伐脾胃的土气，此所谓'欺负衰弱的子气，并且凌侮强盛的母气'。金的母亲受到敌人的攻击，忙着抵御盗贼的强横，又怎么能顾及金的儿子的困境呢？肺金失去了化生的源头，就会越来越衰弱了。肺金衰弱，再想让它向下继续生出肾水就困难了。水如果没有金来生，那么水就不能制火，更不要说上焦的炽热焚烧，而中焦的火也随着更加炽热，并且下焦的火也伴随着水汽而沸腾了。"

少师说："为什么肺金会遭受火的克制呢？"

岐伯说："肺金是娇嫩的脏器，位居于各个脏腑的上面。火的性质是向上燃烧，不发动也就罢了，一旦发动，所有的火就会一呼而起。这就是肺金唯独遭受火的克害的主要原因。"

少师说："肺是娇嫩的脏器，用什么来遏制多种火的威逼呢？看来金破不能鸣响，断然是难以避免的了。但为什么还可以自免于火力的祸害呢？"

岐伯说："这仍然需要依赖于肾子之水来挽救。这就是因为肺肾两脏相互如此亲近，比土金的相亲相爱更加亲切。因为土能生金，而金难生土，肺能生肾，而肾又能生肺。白昼与黑夜之间，肺与肾之气其实彼此往来，两两相通，也因此两两受益。"

少师说："关于金得到水的求助从而解除炎火的克制，已经恭敬地受教了。然而，金有时却不畏惧火的克制，这又是因为什么呢？"

岐伯说："这只能说是其中有变化。"

少师说："还请详细说明。"

岐伯说："能灼烧金的火是烈火。如果火气本身微小，又怎么能够灼烧金呢？此时金不仅不畏惧火的克制，并且还会欺侮火。火难以克制金，那么金气就会日益旺盛。肺就会变成顽金，过于刚硬就不会受到侵犯了，于是强金的肃杀之气必然来克伐肝木。肝受到金的刑克，就难以生火，火势转衰，从而变为寒火，这有什么可能令金畏惧呢？然而，如果火过于寒，就没有温暖之气以生土，土又怎么能生金呢？久而久之，由于火气寒，金气也随之而寒了。"

少师说："好啊！请问金转化为水，而水却不能生木，这又是什么原因呢？"

岐伯说:"水不能生木,难道金反而能生木吗?水不能生木,是因为这个水是金被火克而融化出来的水,而不是真水。真水生木,但是融化的水,不但不会生木,反而会克木。"

少师说:"好!"

陈士铎说:"若是肺不干燥就不会成为顽金,若是肺过湿就不能成为柔金,因为肺中有火。肺得到火那么金就会受益,肺失去火那么金就会受损。因此金中不可以没有火,也不可以多火。在水火不旺的时候,金反而才能得到其适宜发展的条件。总之,不能使金气过于旺盛。"

肝木篇第二十五

原 文

少师曰:肝属木,木非水不养,故肾为肝之母也,肾衰则木不旺矣。是肝木之虚,皆肾水之涸也。然而肝木之虚,不全责肾水之衰者何故?

岐伯曰:此肝木自郁①也。木喜疏泄,遇风寒之邪,拂抑②之事,肝辄气郁不舒。肝郁必下克脾胃,制土有力,则木气自伤,势必求济肾水,水生木而郁气未解,反助克土之横。土怒水助,转来克水。肝不受肾之益,肾且得土之损,未有不受病者也。肾既病矣,自难滋肝木之枯,肝无水养,其郁更甚。郁甚而克土愈力。脾胃受伤气难转输,必求救于心火,心火因肝木之郁,全不顾心,心失化源,何能生脾胃之土乎?于是怜土子之受伤,不敢咎肝母之过逆,反嗔③肺金不制肝木,乃出其火而克肺,肺无土气之生,复有心火之克,则肺金难以自存,听肝木之逆,无能相制矣。

少师曰:木无金制宜木气之舒矣,何以仍郁也?

岐伯曰：木性曲直，必得金制有成，今金弱木强，则肝寡于畏，任郁之性以自肆，土无可克，水无可养，火无可助，于是木空受焚矣，此木无金制而愈郁也。所以治肝必解郁为先，郁解而肝气自平，何至克土。土无木克，则脾胃之气自易升腾，自必忘克肾水，转生肺金矣。肺金得脾胃二土之气，则金气自旺，令行清肃，肾水无匮乏之忧，且金强制木，木无过旺，肝气平矣。

少师曰：肝气不平，可以直折之乎？

岐伯曰：肝气最恶者郁也，其次则恶不平，不平之极，即郁之极也，故平肝尤尚解郁。

少师曰：其故何也？

岐伯曰：肝气不平，肝中之火过旺也。肝火过旺，由肝木之塞也。外闭内焚，非烁土之气，即耗心之血矣。夫火旺宜为心之所喜，然温火生心，烈火逼心。所以火盛之极，可暂用寒凉以泻肝火；郁之极，宜兼用舒泄以平肝也。

少师曰：善。

陈士铎曰：木不郁则不损，肝木之郁，即逆之之谓也。人能解郁，则木得其平矣。何郁之有？

注 释

①肝木自郁：肝木自郁乃病因，有内因，也有外因。

②拂抑：因情志不畅而表现得肝气郁怒。拂，反对、顶撞；抑，抑制、压抑。

③反嗔：反过来责怪。嗔，责怪、生气。

译 文

少师说："肝属于木，木如果没有水就不能滋养，因此肾是肝木的母亲，肾气衰弱那么木气也就不会旺盛了。所以肝木的虚弱，都是因为肾水干涸。

然而，肝木的虚弱，不能全部归咎于肾水的衰竭，为什么？"

岐伯说："这是肝木自身郁闭。木喜欢疏泄，遇到风寒邪气以及郁闭的事情，肝木动就会引起气郁不舒。肝木郁闭必然会向下克制脾胃，如果克制脾胃的土有力，那么木气自身就会受伤，势必会向肾水发出求助。水生木，木的郁气没有得到解除，反而会帮助木气横克脾土。土气怒发，木得到水的帮助，转过来克制水。肝木如果不能得到肾水的滋生，肾水反而受到了土气的损害，这样肾水没有不得病的。肾水既然病了，自然难以滋生枯萎的肝木，若是肝木没有肾水的滋养，郁闭就更加严重了。郁闭得严重，克制脾胃的土就会更加有力。脾胃受伤之后，土气难以转输，必然要求救于心火的资助。心火因为肝木的郁闭，完全不能顾及心君，心火失去化生的源头，又怎么能滋生起脾胃的土呢？于是，怜惜土子受到伤害，又不敢归罪于肝这个母亲过于逆克的失职，反过来责怪肺金不能克制肝木，然而发动心火去克制肺金，肺缺乏土气的滋生，又遭受心火的克制，那么肺金难以自保，只能听任肝木的上逆，根本没有能力去克制了。"

少师说："木缺乏金的克制，木气就应当会舒张了，但是为什么仍然会郁闭呢？"

岐伯说："木的本性是曲直，必须得到金的克制（砍伐）才能成器。如今金弱而木强，肝木因此势单力薄，郁闭的特性就会更加彰显。土不受克制，水不能滋养，火也不助力，于是木气虚空，被火焚烧，这就是木缺乏金的克制反而会更加郁闭的道理。因此，治肝病必然以解郁为先，郁闭解除，肝气自然平和，又何至于克制土呢？土缺乏木气的克制，那么脾胃之气自然容易升腾，必然忘了克制肾水，转而去生肺金。肺金得到脾胃二土的气，金气自然旺盛，金令顺行清肃，肾水就没有匮乏的忧虑，并且强金克制木气，木气不会过于旺盛，肝气就会平和了。"

少师说："肝气不平和，可以直接平抑它吗？"

岐伯说："肝气最厌恶的是郁闭，其次厌恶的是不平和。不平和的极点，就是郁闭的极点，因此平肝是解郁的妙法。"

少师说："其中的原因是什么呢？"

岐伯说："若肝气不平和，是肝中的火气过于旺盛。肝火过于旺盛，则是由于肝木的滞塞。外面郁闭，里面就会焚烧，不是灼烧脾胃的土气，就是耗散心火的血气。火旺本来应当是心君所喜爱的，然而只有温火才能生心，而烈火则只能逼心。所以肝火炽盛到极点，可以暂时用寒凉的药物来泻火；如果肝火郁闭到了极点，就应当同时采用舒散和泄下两种方法处理，从而使肝木之气得以平和。"

少师说："好。"

陈士铎说："木不郁闭就不会损毁。肝木的郁闭，就是木气逆行的称谓。如果人能够解除郁闭，木气就会平和了，还会有什么郁闭呢？"

肾水篇第二十六

（原文）

少师曰：请问肾水之义。

岐伯曰：肾属水，先天真水①也。水生于金，故肺金为肾母。然而肺不能竟生肾水也，必得脾土之气薰蒸，肺始有生化之源。

少师曰：土克水者也，何以生水？

岐伯曰：土贪生金，全忘克水矣。

少师曰：金生水，而水养于金何也？

岐伯曰：肾水非肺金不生，肺金非肾水不润。盖肺居上焦，诸脏腑之火咸来相逼，苟非肾水灌注，则肺金立化矣。所以二经子母最为关切，无时不交相生，亦无时不交相养也。是以补肾者必须益肺，补肺者必须润肾，始既济而成功也。

少师曰：肾得肺之生，即得肺之损，又何以养各脏腑乎？

岐伯曰：肾交肺而肺益生肾，则肾有生化之源，山下出泉涓涓②，正不竭也。肾既优渥③，乃分其水以生肝，肝木之中，本自藏火，有水则木且生心，无水则火且焚木，木得水之济，则木能自养矣。木养于水，木有和平之气，自不克土，而脾胃得遂其升发之性，则心火何至躁动乎，自然水不畏火之炎，乃上润而济心矣。

少师曰：水润心，固是水火之既济，但恐火炎而水不来济也。

岐伯曰：水不润心，故木无水养也。木无水养，肝必干燥，火发木焚，烁尽脾胃之液，肺金救土之不能，何暇生肾中之水。水涸而肝益加燥，肾无沥以养肝，安得余波以灌心乎！肝木愈横，心火愈炎，肾水畏焚，因不上济于心，此肾衰之故，非所谓肾旺之时也。

少师曰：肾衰不能济心，独心受其损乎？

岐伯曰：心无水养则心君不安，乃迁其怒于肺金，遂移其火以逼肺矣。肺金最畏火炎，随移其热于肾，而肾因水竭，水中之火正无所依，得心火之相会，翕然升木，变出龙雷，由下焦而腾中焦，由中焦而腾上焦，有不可止遏之机矣。是五脏七腑均受其害，宁独心受损乎！

少师曰：何火祸之酷乎？

岐伯曰：非火多为害，乃水少为炎也。五脏有脏火，七腑有腑火，火到之所，同气相亲，故其势易旺，所异者，水以济之也。而水止肾脏之独有，且水中又有火也，水之不足，安敌火之有余，此肾脏所以有补无泻也。

少师曰：各脏腑皆取资于水，宜爱水而畏火矣，何以多助火以增焰乎？

岐伯曰：水少火多，一见火发，惟恐火之耗水，竟来顾水，谁知反害水乎，此祸生于爱，非恶水而爱火也。

少师曰：火多水少，泻南方之火，非即补北方之水乎？

岐伯曰：水火又相根也，无水则火烈，无火则水寒。火烈则阴亏也，水寒则阳消也。阴阳两平，必水火既济矣。

少师曰：火水既济，独不畏土之侵犯乎？

岐伯曰：土能克水，而土亦能生水也。水得土以相生，则土中出水，始足以养肝木而润各脏腑也。第不宜过于生之，则水势汪洋，亦能冲决堤岸，水无土制，变成洪水之逆流，故水不畏土之克也。

少师曰：善。

陈士铎曰：五行得水则润，失水则损，况取资多而分散少乎。故水为五行之所窃，不可不多也。说得水之有益，有此可悟水矣。

注 释

①先天真水：肾中元气，又叫元精。元气根源于肾，由先天之精所化生，并赖后天之精以充养而成。

②山下出泉涓涓：涓涓不竭，必珍惜此水之源。山，这里指肺。

③优渥（wò）：这里是说由于金水相生，肾得到先后天水液的浸濡，润泽而显得水气充盈。优，优厚；渥，沾润、濡泽。

译 文

少师说："请问肾水的含义是什么？"

岐伯说："肾属于水，即先天真水。水从金中生出，因此肺金是肾水之母。然而，肺不能单独生出肾水，必须得到脾土之气的熏蒸，这样肺才能有生化的源泉。"

少师说："土克水，为什么还能生水呢？"

岐伯说："土贪图生出金，全然忘了对水的克制。"

少师说："金生水，然而又为什么水可以涵养肺金呢？"

岐伯说："肾水没有了肺金就不能生发，肺金离开了肾水就不能滋润。因为肺位居上焦，各脏腑中的火气都想来对它加以克制，如果不是肾水的灌注，那么肺金顷刻之间就会熔化了。所以，肺经与肾经的子母关系最为密切，无时无刻不互相生起，也无时无刻不互相涵养。因此，补肾时必须考虑补肺，补肺时必须考虑滋润肾水，这样才能都补益成功。"

少师说："肾水得到肺金的生发，自然也得到了肺金的损害，又怎么能够滋养各个脏腑呢？"

岐伯说："肾水与肺金相交，肺金就更能生起肾水，那么肾水就有了生化的源泉，山下流出涓涓泉水，正好取用不竭。肾水既然充沛了，于是分出它的水以滋生肝木。肝木之中，本来自然隐藏有火，得到水的滋生，木就会去生心火，没有水的滋生，火就会焚烧肝木，木得到水的相济，就能够自养了。木得到水的滋生，才有和平之气，自然不会克土，脾胃于是得以顺应它升发的特性，那么心火又怎么会躁动呢？自然水不畏惧火的炎性，于是向上滋润而与心火相济了。"

少师说："肾水滋润心火，固然是水火之间的既济，但是恐怕火性上炎后，而肾水不来相济。"

岐伯说："若是肾水不能滋润心火，那么肝木就会缺乏水的滋养。肝木缺乏水的滋养，肝木必然干燥，而导致火生发而焚烧木，同时销熔烤干脾胃的津液，肺金救援土气都不及，哪有时间生肾水呢？肾水干涸后肝木就更加枯燥，肾脏也没有多余的水去滋养肝木了，又怎么会有多余的水去灌溉心火呢？于是肝木更加横逆，心火更加上炎，肾水畏惧火的焚烧，因此不向上相济心火了，这就是出现肾水衰竭的主要原因，不是所谓的肾水旺盛的时候所导致的。"

少师说："肾水衰竭不能上济心火，是否只有心火才会受到损害呢？"

岐伯说："心火缺乏水的滋养，导致心君不能安宁，因此迁怒于肺金，于是心火转移其火去克制肺金。实际上肺金最怕火克，于是将心火的热气转移到肾脏，肾水便因此枯竭。此时肾水中的火气正是没有依靠时，得到心火的交会，肝木就会立刻升发，变化出龙雷之火，由下焦升腾到中焦，由中焦升腾到上焦，有不可遏止的趋势。因此，五脏七腑都会受到它的伤害，又怎么会是唯独心脏受到损害呢？"

少师说："为什么火多的祸害会如此严重呢？"

岐伯说："这并不是因为火多的祸害，而是由于水少，从而导致火气不断上炎。五脏有脏火，七腑有腑火，火到之处，同气相亲，因此火势容易旺盛。不同之处在于，水可以相济于火。然而，只有肾脏中才独自有水，而且水中又有火，水的不足，又怎么敌得过火的有余呢？这就是肾脏有补没有泻的原因。"

少师说："各脏腑都资取于肾水，应当喜爱水而畏惧火了，为什么反而多数会助长火势以增长它的气焰呢？"

岐伯说："如果体内水少火多，一见到火开始生发，唯恐火消耗水，竟然一起来顾及水，谁知道这反而会害了水呢？这是祸害生于恩爱，并不是厌恶水而喜爱火。"

少师说："火多水少，泻去南方的火，不正是补北方的水吗？"

岐伯说："水火相互是对方的根本。若是没有水，则火势就会猛烈；若是没有火，则水性就会寒冷。火势猛烈，阴精就会亏损；水性寒冷，阳气就会消散。只有阴阳平衡，才必然会水火既济。"

少师说："火水既济，唯独不畏惧土的侵犯呢？"

岐伯说："土能克水，然而土也能生水。水得到土的相生，那么土中就能生出水来，才能够滋养肝木，并且滋润各个脏腑。只是不宜过于生水，生水太过就会导致水势汪洋，从而导致凶猛之水冲决堤岸。在这种情况下水就无法得到土的克制，最终变成洪水和逆流，因此水也就不畏惧土的克制了。"

少师说："好。"

陈士铎说："五行得到水就会滋润，失去水就会遭受损害，更何况都是获取得多而分散得少。因此，水是五行所窃取的对象，不能不多一些。所论述的得水的好处颇有意义，由此可以领悟到水的重要性了。"

心火篇第二十七

原 文

少师曰：心火，君火也，何故宜静不宜动？

岐伯曰：君主无为，心为君火，安可有为乎！君主有为，非生民之福也。所以心静则火息，心动则火炎。息则脾胃之土受其益，炎则脾胃之土受其灾。

少师曰：何谓也？

岐伯曰：脾胃之土喜温火之养，恶烈火之逼也。温火养则土有生气，而成活土①；烈火逼则土有死气，而成焦土矣。焦土何以生金？肺金干燥，必求济于肾水，而水不足以济之也。

少师曰：肾水本济心火者也，何以救之无裨乎？

岐伯曰：人身之肾水，原非有余，况见心火之太旺，虽济火甚切，独不畏火气之烁乎？故避火之炎，不敢上升于心中也。心无水济则心火更烈，其克肺益甚，肺畏火刑，必求援于肾子，而肾子欲救援而无水，又不忍肺母之凌烁，不得不出其肾中所有，倾国以相助，于是水火两腾，升于上焦，而与心相战。心因无水以克肺，今见水不济心，火来助肺，欲取其水而转与火相合，则火势更旺。于是肺不受肾水之益，反得肾火之虐矣。斯时肝经之木，见肺金太弱，亦出火以焚心，明助肾母以称干②，实报肺仇而加刃也。

少师曰：何以解氛乎？

岐伯曰：心火动极矣，安其心而火可息也。

少师曰：可用寒凉直折其火乎？

岐伯曰：寒凉可暂用，不可久用也。暂用则火化为水，久用则水变为火也。

少师曰：斯又何故欤？

岐伯曰：心火必得肾水以济之也。滋肾安心，则心火永静；舍肾安心，则心火仍动矣。

少师曰：凡水火未有不相克也，而心肾水火何相交而相济乎？

岐伯曰：水不同耳。肾中邪水，最克心火；肾中真水，最养心火。心中之液，即肾内真水也。肾之真水旺，而心火安。肾之真水衰，而心火沸。是以心肾交而水火既济，心肾开而水火未济也。

少师曰：心在上，肾在下，地位悬殊，何彼此乐交无间乎？

岐伯曰：心肾之交，虽胞胎导之，实肝木介之也。肝木气通，肾无阻隔，肝木气郁，心肾即闭塞也。

少师曰：然则肝木又何以养之？

岐伯曰：肾水为肝木之母，补肾即所以通肝。木非水不旺，火非木不生。欲心液之不枯，必肝血之常足；欲肝血之不乏，必肾水之常盈。补肝木，要不外补肾水也。

少师曰：善。

陈士铎曰：心火，君火也。君心为有形之火，可以水折，不若肾中之火为无形之火也，无形之火可以水养。知火之有形无形，而虚火实火可明矣。

注释

①土有生气，而成活土：活土，即在地温滋养下，具生生不已之机。
②称干：即称干比戈，战斗之意。干，指盾牌；戈，指进攻的类似矛的武器。

译 文

少师说："心火是君火，为什么心火只适合静而不适合动呢？"

岐伯说："君主无为，心为君火，怎么可以有所不为呢？君主有为，并不是万民的福泽。所以，心君安静火就安息，心君躁动火就上炎。安息则脾胃之土能够得到心火的好处，上炎则脾胃之土遭受心火的危害。"

少师说："这是什么道理呢？"

岐伯说："脾胃之土喜爱获得温火来滋养，厌恶猛烈的火相逼迫。获得温火滋养则土有生气，从而成为活土；遭遇烈火逼迫则土变为死气，从而成为焦土了。焦土怎么能生金呢？肺金干燥了，必然求助于肾水的滋养，然而肾水由于不足，就无法救济它。"

少师说："肾水本来是上济心火的，为什么救济心火反而没有补益呢？"

岐伯说："人身的肾水，原本就没有多余。况且由于心火过于旺盛，虽然救济火相当急迫，难道不畏惧火气的灼烧吗？因此避免火的上炎，不敢让它上升于心中。如果心火没有水的上济，就会变得更加猛烈，对肺金的克制就更加厉害。肺本来就畏惧火的刑克，必然对肾子发出求援，然而肾子想要去救援，却没有水，又不忍心肺母受到凌烁，不得不捐出所有的肾水，只能倾国相助，于是导致水与火两者同时上升，当升腾到上焦的时候，与心火互相战斗。心火因为没有水去克制肺金，如今见到肾水不能上济心火，火就来资助肺，想要取得肾水，然后转而与火相合，因此火势变得更加旺盛。于是，肺得不到肾水的益处，反而受到肾火的肆虐了。此时，肝经的木见肺金太弱，也生出火以焚烧心君，表面上是帮助肾母并肩战斗，其实是报复肺金的仇而对其加以刑罚。"

少师说："如何解除这种危机呢？"

岐伯说："心火动到极点的时候，只有使心君安静了，火才能平息。"

少师说："是否可以用寒凉法抑制心火之势呢？"

岐伯说："寒凉可以暂时使用，不能长期使用。暂时使用，火就会化而为水；长期使用，水就会变而为火了。"

少师说："这又是什么缘故呢？"

岐伯说:"心火必须得到肾水才能相济。如果滋养肾水而安心火,则心火就会永久平静;如果舍弃肾水而安心火,则心火仍然会妄动不止。"

少师说:"凡是水火,就没有不相克的,然而心肾中的水火为什么相交而成相济之功呢?"

岐伯说:"其中的水是不同的。肾中的邪水,最能克制心火;肾中的真水,最能滋养心火。心中的灵液,就是肾内的真水。肾中的真水旺盛,从而使心火平息;肾中的真水衰弱,心火就会转而沸腾。因此,心肾相交,从而水火既济;心肾相离,那么水火就无法既济。"

少师说:"心在上,肾在下,地位悬殊,为什么彼此乐于相交而没有间隔呢?"

岐伯说:"心肾相交,虽然有胞胎作为媒介,其实是因为有肝木的介入。肝木的气贯通,肾水就没有阻隔;肝木的气郁闭,心肾就会闭塞。"

少师说:"然而肝木靠什么来滋养呢?"

岐伯说:"肾水为肝木之母,所以补肾就可以疏通肝木。木离开了水就不能旺盛,火离开了木就不能生发。要想心液不枯竭,必须肝血经常充足;要想肝血不匮乏,必须肾水经常充盈。所以补肝木的要点,是补肾水。"

少师说:"好啊!"

陈士铎说:"心火是君火。心君是有形的火,可以用水折之。不像肾中之火,是无形之火。无形之火,可以用水来滋养。知道火的有形和无形,就可以明白什么是虚火什么是实火了。"

第四卷

脾土篇第二十八

原 文

少师问曰：脾为湿土，土生于火，是火为脾土之父母乎？

岐伯曰：脾土之父母，不止一火也。心经之君火，包络、三焦、命门之相火，皆生之。然而君火之生脾土甚疏，相火之生脾土甚切①，而相火之中，命门之火尤为最亲。

少师曰：其故何欤？

岐伯曰：命门盛衰，即脾土盛衰②，命门生绝，即脾土生绝③也。盖命门为脾土之父母，实关死生，非若他火之可旺可微、可有可无也。

少师曰：命门火过旺，多非脾土之宜，又何故乎？

岐伯曰：火少则土湿，无发生之机，火多则土干，有燥裂之害。盖脾为湿土，土中有水，命门者，水中之火也。火藏水中，则火为既济之火，自无亢焚之祸，与脾土相宜，故火盛亦盛，火衰亦衰，火生则生，火绝则绝也。若火过于旺，是火胜于水矣。水不足以济火，乃未济之火也。火似旺而实衰，假旺而非真旺也，与脾土不相宜④耳，非唯不能生脾，转能耗土之生气。脾土无生气，则赤地干枯⑤，欲化精微以润各脏腑难矣。且火气上炎，与三焦包络之火直冲而上，与心火相合，火愈旺而土愈耗，不成为焦火^⑥得乎？

少师曰：焦土能生肺金乎？

岐伯曰：肺金非土不生，今土成焦土，中鲜润泽之气，何以生金哉？且不特不生金也，更且嫁祸于肺矣。盖肺乏土气之生，又多火气之逼，金弱木强，必至之势也。木强凌土，而土败更难生金，肺金绝而肾水亦绝也。水绝则木无以养，木枯自焚，益添火焰，土愈加燥矣。

少师曰：治何经以救之？

岐伯曰：火之有余，水之不足也。补水则火自息，然而徒补水则水不易生，补肺金火气，则水有化源，不患乎无本也。肾得水以制火，则水火相济，火无偏旺之害，此治法之必先补水也。

少师曰：善。

陈士铎曰：脾土与胃土不同生，脾土与胃土生不同。虽生土在于火也，然火各异。生脾土必须于心，生胃土必须于包络。心为君火，包络为相火也，二火断须补肾，以水能生火耳。

（注 释）

①脾土甚切：切，密切。意思是心包络、三焦、命门之火，生发和滋生脾阳密切。

②命门盛衰，即脾土盛衰：指命门火盛，则脾阳亦盛；命门火衰，则脾阳亦衰。命门火在下焦，脾居中焦，火性炎上，而生脾阳，所以称为火生土。

③命门生绝，即脾土生绝：三火中唯命门与脾土关系最密切，而命门之火又生于肾水。

④不相宜：指肾水偏枯的未济之亢焚之火，好比秋冬干旱的不合时令之火，不但不能生脾，反而消耗土中的生气，当然与脾土不相宜了。

⑤赤地干枯：赤，红色，这里比喻干旱的土地上火气很旺，把土地上的精微物质烧焦，想要化生精微物质来滋润其他脏腑就很难了。

⑥焦火：应为焦土，原文误为"焦火"。

译文

少师请问说："脾属土，主湿，土生于火，那么火是脾土的父母吗？"

岐伯回答说："脾土的父母，不止一种火。心经的君火，包络、三焦、命门的相火，都可以生脾土。然而君火生发和滋生脾土比较疏远，相火生发和滋生脾土比较亲切。在相火之中，命门之火最为密切。"

少师说："其中的原因是什么呢？"

岐伯说："命门旺盛与衰微，脾土随着它旺盛与衰微；命门生发与绝灭，脾土随着它生发与绝灭。因为命门是脾土的父母，从根本上影响着脾土的生死，因此不像其他的火，可以旺盛可以衰微，可以有可以无。"

少师说："命门之火过于旺盛，多数情况并不适宜于脾土，又是什么原因呢？"

岐伯说："火少则土湿，火就不能生土；火多则土干，就会出现干燥开裂的危害。因为脾是湿土，土中有水，命门是水中之火。火隐藏在水中，那么火成为既济之火，自然没有亢焚的祸害，并且与脾土相互适应。因此火旺盛土也旺盛，火衰弱土也衰弱，火生长土也生长，火绝灭土也绝灭。如果火过于旺盛，这是火比水强胜。水不足以济火，是未济之火。火似乎旺盛，其实衰弱，是假旺而不是真旺，就与脾土不相适应了。不仅不能生起脾土，反而转为消耗脾土的生气。脾土没有生气则赤地干枯，想要转化水谷的精微以便滋润各脏腑就难了。并且火气上炎，与三焦、胞络之火直冲而上，再与心火相合，火气更加旺盛而土气更加耗散，还能不成为焦土吗？"

少师说："焦土能生肺金吗？"

岐伯说："肺金没有了土就不能生发，如今脾土变成了焦土，焦土中缺乏润泽的水气，怎么能够生金呢？不仅不能生金，而且更会转嫁火的祸害给肺。因为肺金缺乏土气的相助，又遭受更多火气的逼迫，结果就导致了肺金的衰弱和肝木的强盛，这是必然会出现的趋势。肝木强盛就会克制（欺凌）脾土，而脾土的衰败就更难生肺金了。如果肺金灭绝了，不能生水，肾水也会随之灭绝了。如果肾水灭绝了，肝木就无法得到水的滋养了。肝木干枯而自焚，就更加会增添了火的气焰，脾土就会变得更加干燥了。"

少师说："治疗哪一条经脉才能让它获得救助呢？"

岐伯说："火气的有余，是因为水气的不足。补益肾水，火气自然安息。然而，只是补水，那么水也不容易生发，补益肺金和火气，那么肾水有化生的源头，就不怕没有水源了。肾脏得到水气来制伏火气，就会水火相济，火气没有偏旺的祸害，因此在治法上必须先补肾水。"

少师说："好。"

陈士铎说："脾土与胃土不同，生脾土与生胃土也不同。虽然生土取决于火，然而各种火中存在着差异。生脾土必须是心君之火，生胃土必须是心包络之火。心为君火，包络为相火。这两种火必须要补肾，因为水能生火。"

胃土篇第二十九

原文

少师问曰：脾胃皆土也，有所分乎？

岐伯曰：脾，阴土也；胃，阳土也。阴土逢火则生，阳土必生于君火。君火者，心火也。

少师曰：土生于火，火来生土，两相亲①也，岂胃土遇三焦、命门之相火，辞之不受乎？

岐伯曰：相火与胃不相合也，故相火得之而燔②，不若君火得之而乐也。

少师曰：心包亦是相火，何与胃亲乎？

岐伯曰：心包络代君火以司令者也，故心包相火即与君火无

异③，此胃土之所以相亲也。

少师曰：心包代心之职，胃土取资心包，无异取资心火矣，但二火生胃土则受益，二火助胃火则受祸者，何也？

岐伯曰：胃土衰则喜火之生，胃火盛则恶火之助④也。

少师曰：此又何故欤？

岐伯曰：胃阳土，宜弱不宜强。

少师曰：何以不宜强也？

岐伯曰：胃，多气多血之腑，其火易动，动则燎原而不可制，不特烁肺以杀子，且焚心以害母矣；且火之盛者，水之涸⑤也。火沸上腾，必至有焚林竭泽之虞，烁肾水，烧肝木，其能免乎？

少师曰：治之奈何？

岐伯曰：火盛必济之水，然水非外水也，外水可暂救，以止炎⑥，非常治之法也。必大滋其内水之匮。内水者，肾水也。然而火盛之时，滋肾之水不能泻胃之火，以火旺不易灭，水衰难骤生也。

少师曰：又将奈何？

岐伯曰：救焚之法，先泻胃火，后以水济之。

少师曰：五脏六腑皆藉胃气为生，泻胃火不损各脏腑乎？吾恐水未生肾先绝矣。

岐伯曰：火不息则土不安，先息火后济水，则甘霖优渥，土气升腾，自易发生万物，此泻胃正所以救胃，是泻火非泻土也。胃土有生机，各脏腑岂有死法乎？此救胃又所以救肾，并救各脏腑也。

少师曰：胃气安宁，肝木来克奈何？

岐伯曰：肝来克胃，亦因肝木之燥也，木燥则肝气不平矣。不平则木郁不伸，上克胃土，土气自无生发之机。故调胃之法，以平肝为重。肝气平矣，又以补水为急，水旺而木不再郁也。惟是水不易旺，仍须补肺。金旺则生水，水可养木。金旺则制木⑦，木不克土，胃有不得其生发之性者乎。

少师曰：善。

陈士铎曰：胃土以养水为主，养水者助胃也。胃中有水，则胃火不沸。故补肾正所以益胃也。可见胃火之盛由于肾水之衰，补肾水正补胃土也。故胃火可杀，胃土宜培，不可紊也。

注 释

①两相亲：即土离不开火，火也离不开土。

②相火得之而燔：胃为阳，其火易动，相火得之则火力增加，故燔。

③心包相火即与君火无异：即心包相火与君火皆向下运行，故曰无异。

④胃火盛则恶火之助：胃属阳明，热盛伤阴，阴不足则燥，燥热伤阴而成实，故曰恶火之助。

⑤火之盛者，水之涸：胃土之气，后天之气也，必根于先天肾水，故肾水涸而火必盛也。

⑥外水可暂救，以止炎：即日常饮用之水，饮之以止炎。

⑦金旺则制木：即金气旺盛，而克制肝木，因而肝木不克胃土，则胃土可充分发挥其生发之机。

译 文

少师请问说："脾和胃都是土，它们有什么分别吗？"

岐伯说："脾属于阴土，胃属于阳土。阴土遇到火就会生发，而阳土必须遇到君火才能生发。君火就是心火。"

少师说："土的生发在于火，火来就会产生土，它们两个亲近，但为什么胃土遇到命门、三焦的相火，会拒绝不受纳呢？"

岐伯说："因为相火主升，胃土主降，它们作用方向不同不能相配合，所以相火见到胃土就会炽热，不像心火即君火见到胃土而乐于生土。"

少师说："心包络也是相火，为什么心包络与胃土却相互亲近呢？"

岐伯说："心包络代替君火行使政令，因此，心包络之火与君火都向下运行没有不同，能助胃气下降，这就是胃土与心包络之火相互亲近的原因。"

少师说："心包代替心君的职能，胃土从心包获取所需要的资源，这与取资于心火没有区别。但是，这两种火生起，胃土就会有益，二火如果助长胃中之火，则反而会产生祸害，为什么呢？"

岐伯说："胃土衰弱，就喜爱得到火的生起；胃火炽盛，就厌恶火的助长。"

少师说："这又是什么原因呢？"

岐伯说："胃属于阳土，宜弱不宜强。"

少师说："为什么不宜强壮呢？"

岐伯说："因为胃是多气多血之腑，其中的火容易窜动，窜动之后就呈现不可遏制的燎原之势，不仅灼烧肺金，杀害土的儿子，而且焚烧心火，危害土的母亲。并且火势旺盛时，水就会干涸。火焰向上沸腾，必然会有焚烧树林、干涸水泽的危害，灼烁肾水，燃烧肝木，又怎么能够避免呢？"

少师说："如何治疗呢？"

岐伯说："火势旺盛就必须用水来相济，然而，这水不是外水，外水可以暂时救援，以抑止上炎的火势，不是经常采用的治疗方法。必须大力滋润体内水源的匮乏。内水，就是肾水。然而，当火势旺盛的时候，滋肾之水不能泻下胃中之火，因为火旺不容易灭掉，水势衰弱就难以立刻生起（肾水）。"

少师说："那又怎么办呢？"

岐伯说："阻止火焚烧的办法，首先是泻下胃火，然后再用水来相济。"

少师说："五脏六腑都借助于胃气作为生气，泻下胃火不会损害各脏腑的气吗？我担心水还没有生起，肾气已经先断绝了。"

岐伯说："火不平息，土气就难以安宁。所以先清热泻火再以水济之，那么甘霖就会充沛，土气升腾，自然容易生发万物。此时泻下胃火正是为了救助胃火，这是泻下火气而不是泻下土气。胃土有生机，各脏腑又怎么会有死法呢？因此救胃就相当于救肾，同时救助各脏腑。"

少师说："胃气安宁了，肝木来克制，其结果又会是怎么样的呢？"

岐伯说："肝木来克制胃土，是因为肝木枯燥，木燥肝气就不会平和，不平和木气就会关闭，不能伸张，克制胃土，土气自然就不会生发了。因此调胃的方法，首先要以平抑肝木横逆之气为重。肝气平和后，又必须以补水为急务，肾水旺则肝木就不再关闭了。只是水不容易旺盛，仍然必须补肺金。金旺则生水，水旺可以涵养木。金旺则克制木，于是木不再克土，胃岂能不回归它生发的本性呢？"

少师说："好。"

陈士铎说："胃土以滋养水源为主，养水就是资助胃。只有胃中有了水，那么胃火才不再沸腾。因此补肾正是为了有益于胃。可见胃火的炽盛是由于肾水的衰弱，所以补益肾水正是为了补益胃土。因此，胃火可以泻下，而胃土应当培育，两者不能紊乱。"

包络火篇第三十

【原文】

少师曰：心包之火无异心火，其生克同乎？

岐伯曰：言同则同，言异则异①。心火生胃，心包之火不止生胃也。心火克肺，心包之火不止克肺也。

少师曰：何谓也？

岐伯曰：心包之火生胃，亦能死胃。胃土衰，得心包之火而土生；胃火盛，得心包之火而土败。土母既败，肺金之子何能生乎②！

少师曰：同一火也，何生克之异③？

岐伯曰：心火，阳火也，其势急而可避。心包之火，阴火也，其势缓而可亲。故心火之克肺，一时之刑；心包之克肺，实久远之害。害生于刑者，势急而患未大④；害生于思者，势缓而患渐深也。

少师曰：可救乎？

岐伯曰：亦在制火之有余而已。

少师曰：制之奈何？

岐伯曰：心包，阴火，窃心之阳气以自养，亦必得肾之阴气以自存。心欲温肾，肾欲润心，皆先交心包以通之，使肾水少衰，心又分其水气，肾且供心火之不足，安能分余惠以慰心包？心包干涸，毋怪其害胃土也。补肾水之枯则水足灌心，而化液即足，注心包而化津，此不救胃，正所以救胃也。

少师曰：包络之火可泻乎？

岐伯曰：胃土过旺，必泻心包之火。然心包之火可暂泻而不可久泻也。心包逼近于心，泻包络则心火不宁矣。

少师曰：然则奈何？

岐天师曰：肝经之木，包络之母也。泻肝则心包络之火必衰矣。

少师曰：肝亦心之母也，泻肝而心火不寒乎？

岐天师曰：暂泻肝，则包络损其焰而不至于害心。即久泻肝，则心君减其炎，亦不至于害包络，犹胜于直泻包络也。

少师曰：诚若师言，泻肝经之木，可救急而不可图缓，请问善后之法？

岐伯曰：水旺则火衰，既济之道也，安能舍补肾水别求泻火哉？

少师曰：善。

陈士铎曰：包络之火为相火，相火宜补不宜泻也，宜补而用泻，必害心包矣。

注 释

①言同则同，言异则异：说相同也就相同，说不同也就不同。

②土母既败，肺金之子何能生乎：以土生金而论，胃为肺之母，肺

为胃之子，胃火盛而伤津，津少其热更盛，故土母败。土不生金，肺金怎能生发呢？

③同一火也，何生克之异：指心火、心包之火都是火，哪里还有生克之异呢？

④害生于刑者，势急而患未大：指心火之克肺。因心脏收缩，血流之快，其势较急，心火损伤肺阴，尚未达到很大的程度，故曰势急而患未大。

译文

少师说："心包中的火与心火没有差别，它们的生克是相同的吗？"

岐伯说："说相同也就相同，说不同也就不同。心火能生胃，心包之火不只是生胃。心火能克肺，心包之火不只是克肺。"

少师说："这是怎么说呢？"

岐伯说："心包之火既可以生起胃土，也可以导致胃土的死亡。胃土衰弱，得心包之火，土气就能生发；胃火旺盛的时候，得到心包之火，土气就会衰败。土的母亲既然衰败了，肺金之子又怎能生发呢？"

少师说："同样都是火，为什么生克会存在差异呢？"

岐伯说："心火是阳火，它的气势急切而不能避开。心包之火是阴火，它的气势缓和而显得比较亲切。因此，心火克肺，是一时的刑克；心包之火克肺，实际上是久远的危害。由刑克中产生的祸害，气势急切但是祸患还不算大；由恩爱中出现的祸害，气势缓慢但是祸患大而且深远。"

少师说："有治疗的办法吗？"

岐伯说："治疗也是在于遏制有余的火气而已。"

少师说："如何遏制有余的火气呢？"

岐伯说："心包属于阴火，盗取心君的阳火以养育自身，同时必须得到肾脏的阴气才能自存。心火温暖肾阳，肾水滋润心阴，这都是首先联通了心包，才能通行无阻。假如肾水衰少，心脏又分散肾的水气，肾脏供给心火的气不足，又怎么能够分出多余的资源给心包呢？心包之水干涸，就不要怪它会去危害胃土了。补益肾水的枯竭，那么肾水足以灌溉心田而化为阴液，就足以灌注心包而化生津液，这看起来没有救援胃土，实际上正是在救援胃土。"

少师说："包络之火可以泻下吗？"

岐伯说："如果胃土过于旺盛，必然要泻去心包之火，才能保护胃阴。心包之火源于心，只能暂时泻下，不能长久泻下。心包逼近心脏，是心的外城，对心脏有保护作用，如果泻下心包之火，对心的保护作用减弱，那么心火就不会安宁了。"

少师说："这种情况应当怎么办呢？"

岐伯说："肝经的木，是包络之火的母亲。泻肝木，则肝火减其肝阳，久泻肝则肝阳虚，阳虚不生火，故心包络之火无源必然会衰弱了。"

少师说："肝木也是心火的母亲。难道泻肝木之气时，心火不会变寒吗？"

岐伯天师说："暂时泻肝，可以折损包络的火焰，而不至于对心火产生危害。即使长期泻肝，心君减少了它的火焰，也不至于危害到包络，这比直接泻下包络之火更好。"

少师说："诚然如天师所言，泻下肝经的木气，只可以救急但却不能缓图，那么请问该如何善后呢？"

岐伯说："水旺盛则火衰，这是水火既济的道理，又怎么能够舍弃补益肾水而寻求别的泻火方法呢？"

少师说："好！"

陈士铎说："包络之火是相火，相火宜补不宜泻。本来应当使用补益的方法，反而使用了泻下的方法，必然会对心包产生危害。"

三焦火篇第三十一

原 文

少师曰：三焦无形，其火安生乎？

岐伯曰：三焦称腑，虚腑也。无腑而称腑，有随寓为家之义。故

逢木则生，逢火则旺，即逢金逢土，亦不相仇而相得①，总欲窃各脏腑之气以自旺也。

少师曰：三焦耗脏腑之气，宜为各脏腑之所绝矣，何以反亲之也？

岐伯曰：各脏腑之气，非三焦不能通达上下，故乐其来亲而益之以气，即有偷窃，亦安焉而不问也。

少师曰：各脏腑乐与三焦相亲，然三焦乐与何脏腑为更亲乎？

岐伯曰：最亲者，胆木也。胆与肝为表里，是肝胆为三焦之母，即三焦之家也。无家而寄生于母家，不无府而有府乎②？然而三焦之性喜动恶静，上下同流，不乐安居于母宅，又不可谓肝胆之宫竟是三焦之府也。

少师曰：三焦火也，火必畏水，何故与水亲乎？

岐伯曰：三焦之火最善制水，非亲水而喜入于水也。盖水无火气之温则水成寒水矣，寒水何以化物？故肾中之水得三焦之火而生，膀胱之水得三焦之火而化。火与水合，实有既济之欢也。但恐火过于热，制水太甚，水不得益而得损，必有干燥之苦也。

少师曰：然则何以治之？

岐伯曰：泻火而水自流也。

少师曰：三焦无腑，泻三焦之火，何从而泻之？

岐伯曰：视助火之脏腑以泻之，即所以泻三焦也。

少师曰：善。

陈士铎曰：三焦之火附于脏腑，脏腑旺而三焦旺，脏腑衰而三焦衰，故助三焦，在于助各脏腑也，泻三焦火，可置脏腑于不问乎？然则三焦盛衰，全在各脏腑也。

注 释

①即逢金逢土，亦不相仇而相得：即使三焦遇到肺金、胃土，也不相互为仇而是相互得利。

②无家而寄生于母家，不无府而有府乎：三焦无家而寄生于肝胆，之前说三焦无府，而现在不是有府了吗？

译 文

少师说："三焦没有形体，它的火是怎么生发的呢？"

岐伯说："三焦无腑而称为腑，是虚设之腑。没有腑但却被称为腑，有随意将其所在之处作为家室的意思。因此遇到木就会生发，遇到火就会旺盛，即使三焦遇到肺金、遇到胃土，也不相互为仇而是相互得利，总是想要获取各脏腑之气以达到自旺的目的。"

少师说："三焦已经消耗了各脏腑之气，应当被各个脏腑所排斥，为什么各脏腑反而会亲近它呢？"

岐伯说："因为各脏腑之气，离开了三焦就不能相互通达上下，所以各脏腑乐意与三焦亲近，目的是给它增加所需要的气，即使三焦有偷窃它们的气的行为，也会安于现状而不予追究。"

少师说："各脏腑乐于与三焦亲近，然而三焦喜爱与哪个脏腑更亲近呢？"

岐伯说："三焦最喜欢亲近的是胆木。胆与肝为表里，肝胆为三焦的母亲，也是三焦的家园。三焦无家而寄生于肝胆，之前说三焦无府，而现在不是有府了吗？然而，三焦的本性是喜爱运动而厌恶安静，上下同时流动，不乐于安居在母亲的家中。因此，不能认为肝胆的宫城就是三焦的府第。"

少师说："三焦属于火，火必然畏惧水，为什么三焦却与水亲近呢？"

岐伯说："三焦之火最善于克制水，虽然并不亲近水，但是却喜爱进入水府中。因为水如果没有火气的温暖，就会变成寒水了，而寒水又怎么能够变化为人体所需的精微之物呢？因此，肾中之水得到三焦之火的资助才能生发，膀胱之水得到三焦之火的资助才能气化。火与水相合，其实存在着水火既济的喜悦。但是又恐怕火过于炎热，制伏水太厉害，水得不到好处，反而会有损害,必然出现干燥的结果。"

少师说:"然而这种情况应当怎么治疗呢?"

岐伯说:"只要把火气泻下,水气自然就会流通了。"

少师说:"三焦没有腑,如果要泻下三焦的火,又从哪里泻呢?"

岐伯说:"观察哪些是助长火气的脏腑,对这些脏腑进行泻火,这样就可以泻下三焦之火了。"

少师说:"好。"

陈士铎说:"三焦之火附着在各个脏腑,脏腑之气旺盛的三焦的火也旺盛,脏腑之气衰弱的三焦的火也衰弱。因此,助长三焦的根本,在于助长各脏腑之气;泻下三焦的火,难道可以置脏腑于不顾吗?然而三焦之气的盛衰,完全取决于各个脏腑的状况。"

胆木篇第三十二

原 文

少师曰:胆寄于肝,而木必生于水①。肾水之生肝即是生胆矣,岂另来生胆乎?

岐伯曰:肾水生木必先生肝,肝即分其水以生胆。然肝与胆皆肾子也②,肾岂有疏于胆者乎?惟胆与肝为表里,实手足相亲,无彼此之分也。故肾水旺而肝胆同旺,肾水衰而肝胆同衰。非仅肝血旺而胆汁盈,肝血衰而胆汁衰也。

少师曰:然亦有肾水不衰,胆气自病者,何也?

岐伯曰:胆之汁主藏,胆之气主泄,故喜通不喜塞也。而胆气又最易塞,一遇外寒,胆气不通矣,一遇内郁,胆气不通矣。单补肾水,不舒胆木,则木中之火不能外泄,势必下克脾胃之土。木土交战，多致胆气不平，非助火以刑肺，必耗水以亏肝，于是胆郁肝亦郁矣。肝胆交郁，其塞益甚。故必以解郁为先，不可徒补肾水也。

少师曰：肝胆同郁，将独鲜胆木之塞乎？

岐伯曰：郁同而解郁，乌何异哉？胆郁而肝亦郁，肝舒而胆亦舒。舒胆之后，济之补水，则水荫木以敷荣，木得水而调达，既不绝肝之血，有不生心之液者乎？自此，三焦得木气以为根，即包络亦得胆气以为助，十二经无不取决于胆也。何忧匮乏哉！

少师曰：善。

陈士铎曰：肝胆同为表里，肝盛则胆盛，肝衰则胆衰，所以治胆以治肝为先。肝易于郁，而胆之易郁，又宁与肝胆殊乎。故治胆必治肝也。

注　释

①胆寄于肝，而木必生于水：胆附着寄居在肝的位置，木必然从水中生出。

②然肝与胆皆肾之子也：然而肝胆属木，肾属水，水生木，故肝胆皆肾之子也。

译　文

少师说："胆附着寄居在肝的位置，木必然从水中生出。肾水生起肝木，就相当于生起胆了，哪有另外专来生胆的呢？"

岐伯说："肾水生肝胆之木，必然先生肝，肝脏就随即分出它的一部分水去生胆。然而，肝与胆都是肾之子，肾怎么会疏远其子胆呢？只是胆与肝互为表里，其实是手足相亲，没有彼此的分别。所以，肾水旺盛时，而肝胆也会同时旺盛；肾水衰弱时，肝胆也会同时衰弱。这不仅仅是肝血旺盛了胆汁才会充盈，肝血衰弱了胆汁就会衰竭。"

少师说："然而，也有肾水不衰弱，而胆气却自行发病的人，这是为什么呢？"

岐伯说："因为胆汁主收藏，胆气主疏泄，因此胆腑喜欢疏通，而不喜闭塞。然而，胆气又最容易闭塞，一旦遇到外面寒邪胆气就不通了，一旦遇到内部郁阻胆气也不通了。所以单纯补益肾水，是不能舒通胆木的，因木中之火不能外泄，势必向下克制脾胃之土。木与土交战，多次会导致胆气不平衡，不是助长心火去刑克肺金，也必然消耗肾水致使肝脏亏损，于是胆腑郁塞，肝脏也随着郁塞了。肝胆同时郁塞了，其中的郁塞就会更为严重。因此，必须首先解除郁塞，不能单纯补益肾水。"

少师说："如果肝胆同时郁塞了，与胆木单独的郁塞有区别吗？"

岐伯说："郁塞相同，所采用的解郁方法，又有什么差异呢？如果胆木郁塞了，肝木自然也会郁塞；如果肝木舒张了，胆木也会舒张。舒张胆木之后，再用补水的方法加以调济，那么肾水荫养木气，木气就会敷荣，木得到水就会调达。既然肝血不绝，哪有不生发心中灵液的？从此以后，三焦得到木气作为它的根本，相当于包络也得到了胆气作为协助，十二经就没有不取决于胆的了，还用担心匮乏吗？"

少师说："好。"

陈士铎说："肝胆互为表里，肝木旺盛胆木就旺盛；肝木衰弱胆木也随之衰弱，所以要治疗胆腑的病，必须首先治疗肝脏的病。肝木容易郁塞，然而胆木也容易郁塞，肝胆两者并没有特别的差异。所以治疗胆腑的病时，必须也治疗肝脏的病。"

膀胱水篇第三十三

原　文

少师曰：水属阴，膀胱之水谓之阳水，何也？

岐伯曰：膀胱之水，水中藏火也。膀胱无火水不化，故以阳水名之。膀胱腑中本无火也，恃心肾二脏之火相通化水，水始可藏而亦可泄。夫火属阳，膀胱既通火气，则阴变为阳矣。

少师曰：膀胱通心肾之火，然亲于肾而疏于心也。心火属阳，膀胱亦属阳，阳不与阳亲，何也?

岐伯曰：膀胱与肾为表里，最为关切，故肾亲于膀胱，而膀胱亦不能疏于肾也。心不与膀胱相合，毋怪膀胱之疏心矣。然心虽不合于膀胱，而心实与小肠为表里，小肠与膀胱正相通也。心合小肠，不得不合膀胱矣。是心与膀胱，其迹若远而实近也。

少师曰：然则膀胱亲于心而疏于肾乎?

岐伯曰：膀胱阳水也，喜通阴火而不喜通阳火，似心火来亲，未必得之化水。然而肾火不通心火，则阴阳不交，膀胱之阳火正难化也。

少师曰：此又何故软?

岐伯曰：心火下交于肾，则心包三焦之火齐来相济，助胃以化膀胱之水。倘心不交肾，心包三焦之火，各奉心火以上炎，何敢下降以私通于肾，既不下降，敢代君以化水乎①?

少师曰：君火无为，相火有为，君火不下降，包络相火正可代君出治，何以心火不交，相火亦不降乎?

岐伯曰：君臣一德而天下治②。君火交而相火降，则膀胱得火而水化。君火离而相火降，则膀胱得火而水干。虽君火恃相火而行，亦相火必藉君火而治。肾得心火之交，又得包络之降，阴阳台为一性，竟不能分肾为阴，心为阳矣。

少师曰：心肾之离合，膀胱之得失如此乎?

岐伯曰：膀胱，可寒而不可过寒，可热而不可过热。过寒则遗，过热则闭③，皆心肾不交之故也。此水火所以重既济耳④。

少师曰：善。

陈士铎曰：膀胱本为水腑。然水中藏火，无水不交，无火亦不交也。故心肾二脏皆通于膀胱之腑。膀胱不通，又何交乎！交心肾，正藏水火也。

注 释

①敢代君以化水乎：火有君相之分、性质之别。心火不降，相火不敢越俎代庖。

②君臣一德而天下治：君臣同心同德而天下大治。人体小天地也，物犹如此，治国治身亦然，说明同心同德之重要。

③过寒则遗，过热则闭：心火不下降于肾则肾寒，肾移寒于膀胱，寒则血不行，而膀胱约束功能减退而遗尿，故曰过寒则遗。膀胱有热，或心移热于膀胱，膀胱热盛。热盛伤阴而痉挛，因此尿不出，故曰过热则闭。

④此水火所以重既济耳：水火既济，不只心肾，膀胱亦然。

译 文

少师说："水属阴，为什么膀胱之水被称为阳水呢？"

岐伯说："膀胱的水，水中藏有火。如果膀胱没有火，水就不能气化，因此以阳水来命名。膀胱府中本来没有火，只有依赖心肾二脏的火相通才能气化为水，这样水才可以藏，也才可以排泄。膀胱贮水，本来属阴，现在靠心肾之火气而开通气化，火本来属阳，膀胱既然通火阳，那么就由阴变为阳。"

少师说："膀胱贯通心肾的火气，然而却亲近肾火而疏远心火。心火属阳，膀胱也属阳，为什么阳与阳反而不亲近呢？"

岐伯说："膀胱与肾为表里，彼此关系最为密切，因此肾脏亲近膀胱，而膀胱也就不能疏远肾脏了。心脏不与膀胱相合，也不要责怪膀胱与心疏远。然而，心脏虽然不和膀胱相合，其实心脏与小肠互为表里，小肠与膀胱正好相通。心合小肠，不得不合膀胱。心与膀胱的距离好像很远而实际上很近。"

少师说："然而膀胱为什么亲近心而疏远肾呢？"

岐伯说："膀胱属于阳水，喜欢通阴火而不喜欢通阳火，假如亲近心火也未必化水。然而，肾火不能与心火相通，心火的阴阳就不能交汇，而膀胱的阳火就难以气化了。"

少师说："这又是什么原因呢？"

岐伯说："心火向下交汇于肾水，那么心包之火和三焦之火齐来相济，帮助胃土以气化膀胱的水。如果心火不交汇于肾水，那么心包之火和三焦之火各自奉心君的命令跟随着心火向上焚烧，又有哪一个敢私自下降与肾水相通呢？既然其火不能下降，又怎敢代替君火气化膀胱的水呢？"

少师说："君火无作为，相火有能力，如果君火不下降，包络相火正好可以代替心君出来治理，为什么心火不交，而相火也不下降呢？"

岐伯说："君臣同心同德，天下就会大治。相火虽然有为，但如果没有君火的命令，就不能擅自下降与肾水相交，必须等到君火先下交于肾，相火才能随之下降，这样膀胱就得到心肾二脏的火而气化为水。如果君火分离，而相火下降，那么膀胱得到火，水就会干。虽然君火依靠相火行使政令，相火也必须借助君火才能治理天下。肾水得到心火相交，又得到包络之火下降，阴阳合为一性，就不能简单地区分肾为阴、心为阳了。"

少师说："心肾的分离与相合如此，膀胱的得与失也会是这样的吗？"

岐伯说："膀胱可以寒冷，但不可太过寒冷；可以温热，但不可太过温热。过寒就会导致遗尿，过热就会导致癃闭，这都是心肾不交造成的后果。因此水火重在既济。"

少师说："好啊。"

陈士铎说："膀胱本来是水腑。然而，水中藏有火，所以如果没有水，心肾就不能相交，如果没有火，心肾也不能相交。因此心、肾二脏都与膀胱之府相通。如果膀胱不通，心肾又怎么能与之相交呢？心肾之所以相交，正是因为其中藏有水火。"

大肠金篇第三十四

少师曰：金能生水，大肠属金，亦能生水乎？

岐伯曰：大肠之金，阳金也。不能生水，且藉水以相生。

少师曰：水何能生金哉？

岐伯曰：水不生金而能养金，养即生也。

少师曰：人身火多于水，安得水以养大肠乎？

岐伯曰：大肠离水实无以养，而水苦无多，所异者，脾土生金，转输精液，庶无干燥之虞。而后以肾水润之，便庆濡泽耳。是水土俱为大肠之父母也。

少师曰：土生金，而大肠益燥何也？

岐伯曰：土柔而大肠润，土刚而大肠燥矣。

少师曰：土刚何以燥也？

岐伯曰：土刚者，因火旺而刚也。土刚而生金更甚，然未免同火俱生，金喜土而畏火，虽生而实克矣，安得不燥哉。

少师曰：水润金也，又善荡金者，何故欤？

岐伯曰：大肠得真水^①而养，得邪水^②而荡也。邪正不两立，势必相遇而相争。邪旺而正不能敌，则冲激澎湃，倾肠而泻矣。故大肠尤宜防水。防水者，防外来之水，非防内存之水也。

少师曰：人非水火不生，人日饮水，何以防之？

岐伯曰：防水何若培土乎？土旺足以制水，土旺自能生金。制水不患邪水之侵，生金无愁真水之涸，自必火静而金安，可传导而变化也。

少师曰：大肠无火，往往有传导变化而不能者，又何故欤？

岐伯曰：大肠恶火又最喜火也。恶火者，恶阳火也。喜火者，喜阴火也。阴火不同，而肾中之阴火尤其所喜。喜火者，喜其火中之有水也。

少师曰：肾火虽水中之火，然而克金，何以喜之？

岐伯曰：肺肾子母也，气无时不通。肺与大肠为表里，肾气生肺，即生大肠矣。大肠得肾中水火之气，始得司其开阖也③。倘水火不入于大肠，开阖无权，何以传导变化乎！

少师曰：善。

陈士铎曰：大肠无水火何以开阖？开阖既难，何以传导变化乎？可悟大肠必须于水火也。大肠无水火之真，即邪来犯之，故防邪仍宜润正耳。

注　释

①真水：肾中无形之水。

②邪水：即外在不正之水，可引起激荡而失其开合。

③始得司其开阖也：肾火虽然是水中之火，但毕竟是克金的，大肠为什么反倒喜欢呢？岐伯解释，肺和肾是子母关系，它们的元气无时不相通，关系密切。肺与大肠又是表里同属关系，肾水养肺金就是养大肠金。大肺得到肾中的水火二气，才能有能力主宰它的开合功能。倘若水火不入大肠，没有开合的力量，还怎么能传导变化呢？

译　文

少师说："金能生水，大肠属于金，也能生水吗？"

岐伯说："因为大肠之金属于阳金，阳金不能生水，只能是暂时借助水来生金。"

130

少师说："水怎么能生金呢？"

岐伯说："水不能生金，但能养金，养金就是生金了。"

少师说："人体中火多而水不足，怎么能获得水来滋养大肠呢？"

岐伯说："大肠如果离开了水，就无法得到滋养了。然而苦于水不多，所希望的是脾土生金，转输津液，这样才没有干燥的危害。然后，用肾水来滋润它，就可以获得濡泽的效果。因此水土都是大肠的父母。"

少师说："土生起了金，但是大肠却日益干燥，不知道为什么？"

岐伯说："土柔软则大肠就会湿润，土刚燥则大肠也随之干燥。"

少师说："土坚硬，为什么会造成大肠干燥呢？"

岐伯说："土之所以坚硬，是因为火旺而刚强。如果土坚硬就更加能够生起金，然而未免与火一起生出，金喜欢土来生起，却又畏惧火来克制，所以虽然是生起，其实却是克制，大肠怎么会不干燥呢？"

少师说："水滋润金，却又善于漂荡金，这是什么原因呢？"

岐伯说："大肠得到真水才能滋养，若是得到邪水就会激荡。邪气与正气势不两立，相遇时势必互相争斗。若是邪气旺盛，而正气又不敌，就会冲激澎湃，整副大肠都会泻下。因此，大肠尤其应当预防水。预防水，是指预防外来之水，并不是预防体内的水。"

少师说："人离开了水火是无法生存的，然而人每天都要饮水，如何预防邪水入侵呢？"

岐伯说："预防水怎么能比得上培土呢？土旺自然可以克制水，土旺自然能够生金。土制伏水，不怕水邪的侵害，就能生起金，不用为真水涸竭不能养金而发愁，自然会火静金安，才能正常传导糟粕和变化水谷。"

少师说："大肠没有火气相助，往往会有不能传导糟粕和变化水谷的，这又是什么原因呢？"

岐伯说："因为大肠既厌恶火，却又最喜爱火。所厌恶的火，实际上是阳火；所喜爱的火，实际上是阴火。阴火也有所不同，而肾中的阴火尤其是大肠所喜爱的。大肠喜欢火，是喜欢火中有水之火。"

少师说："肾火虽然是水中之火，然而却是会克金的，大肠为什么会喜爱它呢？"

岐伯说："因为肺与肾是母子关系，肺气和肾气无时不贯通。肺与大肠也是表里关系，肾气生肺，就相当于生起大肠了。大肠得到肾中的水火之气，才能发挥它的开合功能。如果肾中水火的功能不进入大肠，大肠就会失去开合的力量，又怎么能够传导和变化呢？"

少师说："好。"

陈士铎说："大肠没有水火，又怎么能够开合呢？既然开合困难，又怎么能够传导和变化呢？由此可以领悟：大肠必须有水火才能开合。如果大肠没有水火的真气，那么邪气就会来侵犯，因此预防邪气的入侵，最适宜滋润正气。"

小肠火篇第三十五

原文

少师曰：小肠属火乎？属水乎？

岐伯曰：小肠与心为表里，与心同气，属火无疑。其体则为水之路，故小肠又属水也。

少师曰：然则小肠居水火之间，乃不阴不阳之腑乎①。

岐伯曰：小肠属阳，不属阴也。兼属之水者，以其能导水也。水无火不化，小肠有火，故能化水。水不化火，而火且化水，是小肠属火明矣。惟小肠之火代心君以变化，心即分其火气以与小肠，始得导水以渗入于膀胱。然有心之火气、无肾之水气则心肾不交水火不合，水不能遽②渗于膀胱矣。

少师曰：斯又何故乎？

岐伯曰：膀胱，水腑也，得火而化，亦必得水而亲。小肠之火欲通膀胱，必得肾中真水之气以相引，而后心肾会而水火济，可渗入亦可传出也。

少师曰：肠为受盛之官，既容水谷，安在肠内无水，必藉肾水之通膀胱乎？

岐伯曰：真水则存而不泄，邪水则走而不守也。小肠得肾之真水，故能化水谷而分清浊，不随水谷俱出也。此小肠所以必资于肾气耳。

少师曰：善。

陈士铎曰：小肠之火，有水以济之。故火不上焚，而水始下降也。火不上焚者，有水以引之也，水不下降者，有火以升之也，有升有引，皆既济之道也。

（注 释）

①乃不阴不阳腑乎：少师不解问，小肠既属火又盛水，难道小肠是不阴不阳之腑吗？

②遽：突然，这里引申为直接。

（译 文）

少师说："小肠是属于火，还是属于水呢？"

岐伯说："小肠与心脏互为表里关系，与心火之气相同，无疑是属于火。而小肠本身又是水通行的道路，因此小肠又属于水。"

少师说："然而小肠位于水火之间，是不阴不阳之腑吗？"

岐伯说："小肠属于阳，不属于阴。小肠兼属于水，是因为它能够疏导水分。水缺少了火，水就不能变化。小肠中有火，因此能够化水。水不能化火，火却能够化水，这是小肠属火的明证。只是小肠之火是代替心君来行使变化的职能，心脏分出一部分火气给小肠，才能引导水分渗透进入膀胱。然而，如果只有心脏的火气，而没有肾脏的水气，那么心肾不交，水火不合，水就不能直接地渗透进入膀胱了。"

少师说:"这又是什么原因呢?"

岐伯说:"因为膀胱是水腑,是储藏水的地方,得到火才能化水为气,也是必须得到水才显得亲密。小肠的火想要通达膀胱,就必须得到肾中真水之气的引导,然后心肾会合,才能水火既济,发挥既可以渗入又可以传出的功能。"

少师说:"小肠作为受盛水谷的器官,既然可以受纳水分和食物,为什么在肠内没有水,必须借助于肾水才能通达到膀胱呢?"

岐伯说:"真水贮存而不会走泄,邪水走泄而不能存留。小肠得到肾脏的真水,因此可以运化水分和食物,从而分别清气与浊气,使清气不会随着水分和食物一起排出。所以小肠必须由肾气资生。"

少师说:"好。"

陈士铎说:"小肠的火,有水来相济。因此火不会上焚,而水才能下降。火之所以不上焚,是因为有水在下面的牵引;水之所以不下降,是因为有火助其升腾。有升腾有牵引,这都是既济之道。"

命门真火篇第三十六

原文

少师曰:命门居水火中①,属水乎?属火乎?

岐伯曰:命门,火也,无形有气,居两肾之间,能生水而亦藏于水也。

少师曰:藏于水以生水,何也?

岐伯曰:火非水不藏,无水则火沸矣;水非火不生,无火则水绝矣。水与火盖两相生而两相藏也。

少师曰:命门之火既与两肾相亲,宜与各脏腑疏矣?

岐伯曰：命门为十二经之主，不止肾恃之为根，各脏腑无不相合也。

少师曰：十二经皆有火也，何藉命门之生乎？

岐伯曰：十二经之火皆后天之火也，后天之火非先天之火不化。十二经之火得命门先天之火则生生不息，而后可转输运动，变化于无穷也。此十二经所以皆仰望于命门，各倚之为根也。

少师曰：命门之火气甚微，十二经皆来取资，尽为分给，不虞匮乏乎？

岐伯曰：命门居水火中，水火相济，取之正无穷也。

少师曰：水火非出于肾乎？

岐伯曰：命门水火虽不全属于肾，亦不全离乎肾也。盖各经之水火均属后天，独肾中水火则属先天也。后天火易旺，先天火易衰。故命门火微，必须补火，而补火必须补肾，又必兼水火补之。正以命门之火可旺，而不可过旺也。火之过旺，水之过衰也。水衰不能济火，则火无所制，必焚沸于十二经，不受益而受损矣。故补火必须于水中补之，水中补火则命门与两肾有既济之欢，分布于十二经，亦无未济之害也。

少师曰：命门之系人生死甚重，《内经》何以遗之？

岐伯曰：未尝遗也。主不明则十二官危。所谓主者，正指命门也。七节之旁有小心，小心者，亦指命门也，人特未悟耳。

少师曰：命门为主，前人未言，何也？

岐伯曰：广成子云：窈窈冥冥，其中有神，恍恍惚惚，其中有气。亦指命门也，谁谓前人勿道哉？且命门居于肾，通于任督，更与丹田神室相接，存神于丹田，所以温命门也②；守气于神室，所以养命门也③。修仙之道，无非温养命门耳。命门旺而十二经皆旺，命门衰而十二经皆衰也。命门生而气生，命门绝而气绝矣④。

　　少师曰：善。

　　陈士铎曰：命门为十二经之主。《素问》不明言者，以主之难识耳。然不明言者，未尝不显言之也，无如世人不悟耳。经天师指示，而命门绝而不绝矣。秦火未焚之前，何故修命门者少，总由于不善读《内经》也。

（注 释）

　　①命门居水火中：命门属于肾系，肾藏阴阳，阴者属水，阳者属火，故命门居于水火之中。

　　②更与丹田神室相接，存神于丹田，所以温命门也：神室指丹田。丹田有三，即上丹田指大脑；中丹田指脾胃；下丹田指命门、肾和胞宫。命门与神室相接，命门之火生发阳气，上达神室，所以要温命门。

　　③守气于神室，所以养命门也：神室即丹田，守气于神室，即守气于丹田。在练功时，运用功法，把气引到下丹田，在大脑的控制下，故称之为养命门也。

　　④命门生而气生，命门绝而气绝矣：命气之绝首由神绝，其征兆可从眼神测验；且人之死，从上丹田性官主宰之"祖脉"上端末梢即人中始，而名"断气"。

（译 文）

　　少师说："命门位于水火之中，是属于水，还是属于火呢？"

　　岐伯说："命门属于火，是没有形体的，只是一个气穴，位于两肾之间，能生化水气，也能伏藏在水中。"

　　少师说："命门之火伏藏在水中也能生水，这是什么原因？"

　　岐伯说："火离开了水就不能藏匿，没有水相济，火就鼎沸了；水离开了火就不能生发，没有火相遇，水也就没有了。水与火，这两者是互相生发又互相隐藏的。"

　　少师说："命门之火既然与两肾相亲近，那就应当与其他各脏腑疏远吗？"

岐伯说："命门是十二经的主宰，不仅仅是肾依靠它作为根基，各脏腑也没有不与命门相合的。"

少师说："十二经脉都有火，为什么又要借助命门之火以生化呢？"

岐伯说："十二经脉之火，都是后天之火，后天之火离开了先天之火，就不能生化。十二经脉之火，得到命门的先天之火，就会生生不息，然后才能转输和运动，变化无穷。因此，这十二经脉都依赖和仰望于命门，分别依靠命门为它们的根基。"

少师说："命门的火气很微弱，但十二经脉都从中获取资助，如果全部都分配给它们，难道不会担心火气匮乏吗？"

岐伯说："命门位于水火之中，水火相互既济，正好可以提供无穷无尽的资取之源。"

少师说："水火不是从肾脏中生发出的吗？"

岐伯说："命门中的水火虽然不全部属于肾脏，但也不能完全离开以肾脏为主的基本。因为各经的水火都属于后天，唯独肾脏中的水火属于先天。后天的火容易炽旺，先天的火容易衰弱。因此命门的火微小，必须补火，而补火就必须补肾，又必须同时兼补水火。这是因为命门之火可以旺盛，但却不可以过于旺盛。如果火过于旺盛，水就会过于衰弱。水衰不能上济心火，那么火得不到克制，必然在十二经中焚烧和沸腾，不仅不会有好处，反而会有损害了！因此，补火必须从水中来补它。从水中补火，那么命门与两肾就有了既济的喜悦，水火分布到十二经，也就不会有未济的危害了。"

少师说："命门关系到人的生死，是极为重要的组织，《内经》为什么会把它遗漏呢？"

岐伯说："没有遗漏啊！'主不明则十二官危'，所说的'主'，正是指命门。'七节之旁有小心'，所说的'小心'，也是指命门，只是人们没有领悟而已！"

少师说："命门为核心的重要性，前人为何没有讲到呢？"

岐伯说："广成子说'窈窈冥冥，其中有神，恍恍惚惚，其中有气'也是指命门，谁说前人没有讲到呢？而且命门位于肾脏之间，在下与任、督二脉相通，更是与丹田神室相连接。存神于丹田，就可以温暖命门；守气于神室，也可以滋养命门。修仙的道理，无非就是温养命门而已。命门旺盛，那么十二经都会旺盛；命门衰弱，则十二经都会衰弱。命门生，气就生；命门绝，气也就随着断绝了。"

少师说："好。"

陈士铎说："命门是十二经的主宰。《素问》没有明确的论述，是因为命门对十二经脉的主宰难以辨识。然而，虽然没有明确的论述，但并不是没有明显地谈到，只是世人不能领悟而已。经过天师的指导和说明，命门的知识似乎失传，但实际上并没有失传啊！秦始皇没有焚书之前，为什么修研命门的人比较少呢？总的来讲，主要是因为人们不善于读《内经》。"

第五卷

命门经主篇第三十七

原文

雷公问于岐伯曰：十二经各有一主^①，主在何经？

岐伯曰：肾中之命门，为十二经之主也。

雷公曰：十二经最神者心也，宜心为主，不宜以肾中之命门为主也。

岐伯曰：以心为主，此主之所以不明也。主在肾之中，不在心之内。然而离心非主，离肾亦非主也。命门殆^②通心肾以为主乎？岂惟通心肾哉？五脏七腑无不共相贯通也。

雷公曰：其共相贯通者，何也？

岐伯曰：人非火不生，命门属火，先天之火也。十二经得命门之火始能生化，虽十二经未通于命门，亦命门之火原能通之也。

雷公曰：命门属火，宜与火相亲，何偏居于肾以亲水气耶？

岐伯曰：肾火，无形之火也；肾水，无形之水也。有形之火，水能克之；无形之火，水能生之。火克于水者，有形之水也；火生于水者，无形之水也。然而无形之火偏能生无形之水，故火不藏于火，转藏于水，所谓一阳陷于二阴之间也。人身先生命门，而后生心，心生肺，肺生脾，脾生肝，肝生肾，相合而相生，亦相克而相生也。十二经非命门不生，正不可以生克而拘视之也。故心得命门而神明应物也[3]，肝得命门而谋虑也，胆得命门而决断也，胃得命门而受纳也，脾得命门而转输也，肺得命门而治节也，大肠得命门而传导也，小肠得命门而布化也，肾得命门，而作强也，三焦得命门而决渎也，膀胱得命门而畜[4]泄也。是十二经为主之官，而命门为十二官之主，有此主则十二官治，无此主则十二官亡矣！命门为主，供十二官之取资。其火易衰，其火亦易旺。然衰乃真衰，旺乃假旺。先天之火非先天之水不生，水中补火，则真衰者不衰矣；火中补水，则假旺者不旺矣。见其衰补火而不济之以水，则火益微；见其旺泻火而不济之以水，则火益炽。

雷公曰：何道之渺乎！非天师，又孰能知之？

陈士铎曰：命门在心肾之中，又何说之有？无如世人未知也。本篇讲得畅快，非无主之文。

（注 释）

①主：主宰。

②殆：大概。

③故心得命门而神明应物也：心作为肉团，何由而神明应物？言心之机，得命门之内、命宫之中、命气之真火也。

④畜：通"蓄"，贮存。

（译 文）

雷公问岐伯说："十二经脉各自有它的主宰，主宰在哪一经呢？"

岐伯说："肾中的命门就是十二经脉的主宰。"

雷公说："十二经脉中最为有神的是心经，所以应该以心作为主宰，不应该以肾中的命门作为主宰。"

岐伯说："若是以心作为主宰，那么十二经脉的主宰就不清晰了。十二经脉之主宰在肾之中，不在心之内。然而，离开了心就不能成为主宰，离开了肾也不能成为主宰。命门贯通心肾，所以才能成为主宰吗？怎么仅仅是贯通心肾呢？五脏七腑，没有一个不相贯通啊。"

雷公说："命门为什么要与五脏七腑贯通呢？"

岐伯说："人离开了火就不能生存。命门属于火，而且是先天之火。十二经脉得到命门之火，才能够生发和传化。虽然十二经脉未必都与命门相通，但是命门之火原本就与它们相贯通的。"

雷公说："命门属火，应当与火亲近，为什么命门却偏偏位居肾而与水气亲近呢？"

岐伯说："肾火是无形之火，肾水是无形之水。有形之火，水可以克制它；无形之火，水能够生发它。火受到水的克制，是有形之水；火从水中生出来，是无形之水。然而，无形之火偏偏能够生无形之水，因此火不潜藏在火中，转而隐藏在水中，这就是所说的'坎水中的一个阳爻沉陷在两个阴爻之间'的意思。人的身体首先形成命门，然后才形成心脏。心生肺，肺生脾，脾生肝，肝生肾，彼此之间相合又相生，也是相克又相生。十二经脉离开了命门就不能生成，这正是不能够被五行相生相克的说法所拘泥而审视的地方。因此，心得到命门的资助，才能神明应物；肝得到命门的资助，才能谋划思虑；胆得到命门的资助，才能决断事物；胃得到命门的资助，才能受纳水谷；脾得到命门的资助，才能输布水谷；肺得到命门的资助，才能调节水道；大肠得到命门的资助，才能传导糟粕；小肠得到命门的资助，才能吸收精华；肾得到命门的资助，才能变得强壮有力；三焦得到命门的资助，才能决渎水道；膀胱得到命门的资助，才能贮存和排泄水液。因此，十二经脉如同君主手下的官员，而命门则是这些官员的主宰。有了这个主宰，十二位官员才能各司其职；如果没有这个主宰，十二位官员的功能就会丧失了。命门作为主宰，就能向十二官员提供取之不尽的资源。命门的火容易衰微，命门的火也容易旺盛。然而衰弱才是真正的衰弱，而旺盛却是虚假的旺盛。若是离开了先天之水，先天之火就不能生发，水中补了火，则真正会衰弱的火就不会再衰弱了；火中补了水，则虚假的旺盛也不会再旺盛了。见到火的衰弱，只是补火而不用水来相济，只会让火越来越微弱；见到虚火旺盛，只是单一地泻火而不用水来相济，只会让虚火越来越炽盛。"

雷公说："其中的道理真是微妙啊！除了天师，还有谁能够知晓呢？"

陈士铎说："命门在心肾之中，如何了解它的存在呢？无奈世人不知道啊！本篇讲得扼要畅快明了，并不是一篇没有主题的文章。"

五行生克篇第三十八

原 文

雷公问于岐伯曰：余读《内经》，载五行甚详，其旨尽之乎？

岐伯曰：五行之理，又何易穷哉①。

雷公曰：盍不尽言之？

岐伯曰：谈天乎？谈地乎？谈人乎？

雷公曰：请言人之五行。

岐伯曰：心肝脾肺肾配火木土金水，非人身之五行乎。

雷公曰：请言其变。

岐伯曰：变则又何能尽哉？试言其生克。生克之变者，生中克也，克中生也，生不全生也，克不全克也，生畏克而不敢生也，克畏生而不敢克也。

雷公曰：何以见生中之克乎？

岐伯曰：肾生肝，肾中无水，水涸而火腾矣，肝木受焚，肾何生乎？肝生心，肝中无水，水燥而木焦矣，心火无烟，肝何生乎？心，君火也，包络，相火也，二火无水将自炎也。土不得火之生，反得火之害矣。脾生肺金也，土中无水，干土何以生物？铄石流金②，不生金反克金矣。肺生肾水也，金中无水，死③金何以出泉④？崩炉飞汞，不生水反克水矣。盖五行多水则不生，五行无水亦不生也。

雷公曰：何以见克中之生乎？

岐伯曰：肝克土，土得木以疏通，则土有生气矣。脾克水，水得土而畜积，则土有生基矣。肾克火，火得水以相济，则火有神光矣。心克金，然肺金必得心火以煅炼也。肺克木，然肝木必得肺金以斫削⑤也。非皆克以生之乎。

雷公曰：请言生不全生。

岐伯曰：生不全生者，专言肾水也。各脏腑无不取资于肾，心得肾水而神明焕发也，脾得肾水而精微化导也，肺得肾水而清肃下行也，肝得肾水而谋虑决断也，七腑亦无不得肾水而布化也。然而取资多者分给必少矣，亲于此者疏于彼，厚于上者薄于下，此生之所以难全也。

雷公曰：请言克不全克。

岐伯曰：克不全克者，专言肾火也。肾火易动难静，易逆难顺，易上难下，故一动则无不动矣，一逆则无不逆矣，一上则无不上矣。腾于心，躁烦矣；入于脾，干涸矣；生于肺，喘嗽矣；流于肝，焚烧矣；冲击于七腑，燥渴矣。虽然肾火乃雷火也，亦龙火也。龙雷之火其性虽猛，然聚则力专，分则势散，无乎不克，反无乎全克矣。

雷公曰：生畏克而不敢生者，若何？

岐伯曰：肝木生心火也，而肺金太旺，肝畏肺克，不敢生心，则心气转弱，金克肝木矣。心火生胃土也，而肾火太旺不敢生胃，则胃气更虚，水侵胃土矣。心包之火生脾土也，而肾水过泛，不敢生脾，则脾气加困，水欺脾土矣。脾胃之土生肺金也，而肝木过刚，脾胃畏肝不敢生肺，则肺气愈损，木侮脾胃矣。肺金生肾水也，而心火过炎,肺畏心克,不敢生肾,则肾气益枯,火刑肺金矣。肾水生肝木也,而脾胃过燥,肾畏脾胃之土,不敢生肝,则肝气更凋,土制肾水矣。

雷公曰:何法以制之乎?

岐伯曰:制克以遂其生,则生不畏克,助生而忘其克,则克即为生。

雷公曰:善。克畏生而不敢克者,又若何?

岐伯曰:肝木之盛,由于肾水之旺也,木旺而肺气自衰,柔金安能克刚木乎?脾胃土盛,由于心火之旺也,土旺而肝气自弱,僵木⑥能克焦土乎?肾水之盛,由肺金之旺也,水旺而脾土自微,浅土能克湍水⑦乎?心火之盛,由于肝木之旺也,火旺而肾气必虚,弱水能克烈火乎?肺金之盛,由于脾土之旺也,金盛而心气自怯,寒火能克顽金乎?

雷公曰:何法以制之?

岐伯曰:救其生不必制其克,则弱多为强,因其克反更培其生,则衰转为盛。

雷公曰:善。

陈士铎曰:五行生克,本不可颠倒。不可颠倒而颠倒者,言生克之变也。篇中专言其变,而变不可穷矣。当细细观之。

（注 释）

①五行之理,又何易穷哉:五行贯穿于天、地、人三才,有常有变,其理难穷,故重点论述人体五脏的生克。天地五行之道,理深道远,穷毕生之力都难以尽其奥,有天之五行、地之五行、人身之五行。

②铄石流金:又为流金铄石。言天气酷热,金石亦被熔化。

③死:不流通,不通达。

④泉:水源,指肾为水之下源。

⑤斫削:斫,用斧头砍削;削,刀削。斫削为同义词连用,意为砍伐。

⑥僵木：喻没有生命之木。

⑦湍水：指急流的水。

译 文

雷公请问岐伯说："我读《内经》时，文中对于五行记载得很详细，它的旨意讲完了吗？"

岐伯说："五行道理的论述，是那么容易讲完的吗？"

雷公说："为什么不全部讲清楚呢？"

岐伯说："是想从天谈论，从地谈论，还是从人谈论呢？"

雷公说："请从人身的五行说起吧。"

岐伯说："人体的心、肝、脾、肺、肾，配以五行的火、木、土、金、水，这不就是人身的五行吗？"

雷公说："请说明其中的变化。"

岐伯说："其中的变化又怎么能够说得完呢？那就先试着说说五行的生克变化吧。五行的生克变化，生中有克，克中有生；生并不全生，克并不全克；生畏惧克而不敢生，克畏惧生而不敢克。"

雷公说："怎么样才能理解生中的克呢？"

岐伯说："肾水能生肝木，肾中若是没有水就会干涸，火就会升腾，肝木就会被焚烧，肾又怎么能够生肝呢？肝木能生心火，肝中没有水就会枯燥，肝木就会枯焦，心火中没有烟，肝又怎么能生出来呢？心是君火，包络是相火，二火没有了水，就会自行上炎。若是土得不到火的资生，反而会受到火的伤害。脾土能生肺金，若是土中没有了水，干土又怎么能够生发万物呢？熔化了石头和金属，不但不能生金，反而会克金。肺金能生肾水，金中没有了水，死金又怎么能够生出泉水呢？丹炉崩坏，砂汞飞走，就会导致不生水反克水的后果。因此，五行多水就不会生发，五行没有水也不会生发。"

雷公说："怎么能见识到克中之生呢？"

岐伯说："肝木能克脾土，但脾土需要肝木的疏通才能焕发生机。脾土可以克肾水，水只有得到土才会有蓄积，而土才会有生发的基础。肾水能克心火，火只有得到水才可以成相济之功，这样火才会有神光。心火能克肺金，然而肺金只有得到心火才能煅炼成器。肺金能克肝木，然而肝木只有得到肺金，才能被砍伐成材。这不都是以克为生的体现吗？"

雷公说："请说明生不全生。"

岐伯说："所谓生不全生，是专门讲肾水的。各个脏腑没有一个不是取资于肾水的。心得到肾水，神明才会焕发；脾得到肾水，精微才会输布传导；肺得到肾水，才能清肃下行；肝得到肾水，才会产生谋虑和决断。七腑之中也没有一个不是因为得到肾水才能够输布和传化的。然而，取资的越多，分给的必然就会越少；与此处亲近的，就会与彼处疏远；给予上面比较优厚的，给予下面就会比较薄弱。这就是为什么生发很难顾全。"

雷公说："请说明克不全克。"

岐伯说："所谓克不全克，也是专门讲述肾火的。肾火容易窜动而难以安静，容易逆行而顺行困难，容易上逆而难以下行，因此一动全身没有不动的，一逆行全身没有不逆的，一上行全身没有不上行的。若是肾火升腾到了心，就会导致烦躁；若是进入脾，就会导致干涸；若是进入肺，就会导致咳喘；若是流进肝，就会导致焚烧；若是冲击七腑，就会导致燥渴。然而，肾火是雷火，也是龙火。龙雷之火，它的性质虽然猛烈，但是聚集的时候力量就会比较专一，分开则气势涣散，虽然没有火不能克制的对象，但却也没有什么能够被火完全克制的。"

雷公说："需要生发的却畏惧克制而不敢生发的，又会是怎么样的呢？"

岐伯说："肝木生心火，若是肺金太过旺盛，肝木畏惧肺金的克制，就不敢去生心火，那么心气就会转而衰弱，肺金就会克制肝木。心火生胃土，若是肾水太过旺盛，而不敢去生胃，那么胃气就会更加虚弱，肾水就会侵犯胃土。心包之火生脾土，若是肾水过于泛滥，就不敢去生脾，那么脾气就会加倍受困，肾水就会欺凌脾土。脾胃之土生肺金，若是肝木过刚，脾胃畏惧肝克，就不敢去生肺，那么肺气就会更加受到损害，这样肝木就会欺侮反克脾胃。肺金生肾水，若是心火过炎，肺金畏惧心火的克制，就不敢去生肾，那么肾气就会日益枯竭，心火就会相刑相克肺金。肾水生肝木，若是脾胃过于干燥，肾水畏惧脾胃之土，而不敢去生肝，那么肝气就会更加凋零，脾土就会克制肾水。"

雷公说："有什么方法可以制伏它呢？"

岐伯说："制伏克制才能使它生发，那么生发就不怕克制；帮助生发，使它忘了克制，那么克制就可以转化为生发。"

雷公说："好啊！需要克制的却畏惧生发而不敢克制，又会怎么样？"

岐伯说："肝木之所以旺盛，就是因为肾水旺盛，木气旺盛，肺气自然就会衰弱，柔弱的金又怎么能克制坚硬的木呢？脾胃土之所以旺盛，就是因为心火旺盛，土气旺盛，肝气自然会衰弱，没有生命之木又怎么能克制焦土呢？肾水之所以旺盛，就是因为肺金旺盛，水气旺盛，脾土自然就会微弱，微弱的土又怎么能克制急流的水呢？心火之所以旺盛，就是因为肝木旺盛，火气旺盛，肾气必然就会衰弱，衰弱的水又怎么能克制烈火呢？肺金之所以旺盛，就是因为脾土旺盛，金气旺盛，那么心气自然就会怯弱，寒冷的火又怎么能克制顽硬的金呢？"

雷公说："用什么方法才能克制它呢？"

岐伯说："要助长生发，就不要去克制和制约，那么衰弱就会转为强盛。因为克制的力量，反而会加倍增强生发的力量。这样衰弱就可以转化为旺盛了。"

雷公说："好。"

陈士铎说："五行的生克，本来是不可以颠倒的。不可以颠倒而又颠倒了，也就是讲述生克的变化。篇中专门谈论五行生克的变化，而变化是不可穷尽的，应当仔细观察。"

小心真主篇第三十九

原文

为当①问于岐伯曰：物之生也，生于阳；物之成也，成于阴。阳，火也；阴，水也。二者在身，藏于何物乎？

岐伯曰：大哉问也^②！阴阳有先后天之殊^③也。后天之阴阳藏于各脏腑，先天之阴阳藏于命门。

为当曰：命门何物也？

岐伯曰：命门者，水火之源。水者，阴中之水也；火者，阴中之火也。

为当曰：水火均属阴，是命门藏阴不藏阳也，其藏阳又何所乎？

岐伯曰：命门藏阴即藏阳也。

为当曰：其藏阴即藏阳之义何居？

岐伯曰：阴中之水者，真水也；阴中之火者，真火也。真火者，真水之所生；真水者，真火之所生也。水生于火者，火中有阳也。火生于水者，水中有阳也。故命门之火，谓之原气。命门之水，谓之原精。精旺则体强，气旺则形壮。命门水火，实藏阴阳，所以为十二经之主也。主者，即十二官之化源也。命门之精气尽则水火两亡，阴阳间隔，真息不调^④，人病辄死矣。

为当曰：阴阳有偏胜，何也？

岐伯曰：阴胜者，非阴盛也，命门火微也；阳胜者，非阳盛也，命门水竭也。

为当曰：阴胜在下，阳胜在上者，何也？

岐伯曰：阴胜于下者，水竭其源则阴不归阳矣；阳胜于上者，火衰其本则阳不归阴矣。阳不归阴则火炎于上而不降，阴不归阳则水沉于下而不升。可见命门为水火之府也，阴阳之宅也，精气之根也，死生之窦^⑤也。

为当曰：命门为十二官之主，寄于何脏？

岐伯曰：七节^⑥之旁，中有小心，小心即命门也。

为当曰：膈肓^⑦之上，中有父母，非小心之谓软？

岐伯曰：膈肓之上，中有父母者，言三焦包络也，非言小心也。小心在心之下，肾之中。

陈士铎曰：小心在心肾之中，乃阴阳之中也。阴无阳气则火不生，阳无阴气则水不长。世人错认小心在膈肓之上，此命门真主不明也，谁知小心即命门哉。

注 释

①为当：黄帝的大臣。

②大哉问也：问得真高明啊。

③阴阳有先后天之殊：先天无形，受之父母遗传；后天有形，出生后始成长者。

④真息不调：指真气衰微，气不调和。

⑤死生之窦：窦，孔，洞。生为阳，死为阴，阴阳互相制约，又互根互用；暗喻生与死相生又相克，成为生而不生之"死窦"。

⑥七节：位于尾椎向上数第七椎。

⑦膈肓：膈，膈膜；肓，膏肓，人体深层部位。膈膜之上的膏肓就是心脏；膈膜之下的膏肓就是命门小心。两个心相通相交的通道就是这样形成的。

译 文

为当请问岐伯说："万物的生发，是由阳气所生发；万物的形成，是由阴气所形成。阳是火，阴是水。这二者在人身体中隐藏在什么地方呢？"

岐伯说："问得真高明啊！阴阳有先天和后天的区别。后天的阴阳是藏在各个脏腑之中，先天的阴阳则藏在命门之中。"

为当说："命门是什么呢？"

岐伯说："命门是水火的源头。水是阴中的水，火是阴中的火。"

为当说："水火都属于阴，命门只藏阴而不藏阳了，那么阳又藏在什么地方呢？"

岐伯说："命门藏阴，同时也藏阳。"

为当说："命门藏阴也藏阳的含义在哪里呢？"

岐伯说："所谓阴中之水，是真水；所谓阴中之火，是真火。真火，是由真水生发出来的；真水，就是由真火所生发的。水从火中生出，所以火中有阳。火从水中生出，所以水中有阳。因此，命门之火称为元气，命门之水称为元精。元精旺盛的时候，身体就会变得强健；元气旺盛的时候，身形就会变得强壮。命门中的水火，其实藏有阴阳，所以才会成为十二经脉的主宰。所谓主宰，指的是十二官化生的源头。若是命门的精气衰竭了，水火二者就会随着消亡，阴阳就会相互间隔，真气衰微，气不调和，人就会得病突发死亡。"

为当说："阴阳有时候会偏于阳，有时候会偏于阴，为什么呢？"

岐伯说："阴胜，并不是单一的阴的旺盛，而是命门的火气微弱；阳胜，并不是单一的阳的旺盛，而是命门的水气衰竭。"

为当说："阴胜在下与阳胜在上，会怎么样呢？"

岐伯说："阴胜在下的，是因为水生发的源泉的枯竭，导致阴精不能归属于阳气；阳胜在上的，是因为火生化的源头的衰竭，导致阳气不能归于阴精。阳不能归于阴，就会引起火炎于上而不能下降；阴不能归于阳，就会使水沉降于下而不能上升。可见，命门就是水火的府第，阴阳的家宅，也是精气的根本，死生的门户。"

为当说："命门是十二官的主宰，寄居在哪一脏呢？"

岐伯说："命门位居于尾椎向上数第七节的旁边，其中有一个小心，这个小心就是命门。"

为当说："膈膜与膏肓的上面，有父有母，这难道不是小心吗？"

岐伯说："膈膜和膏肓的上面，其中是有父有母，所说的是三焦与包络，并不是所说的小心。小心在心脏之下，肾脏之中。"

陈士铎说："小心在心肾之中，就是阴阳之中。阴中如果没有阳气，火就不会生；阳中如果没有阴气，水就不会生长。世人错认小心在隔膜与膏肓之上，这是不明白命门这一真主的缘故。如果不明白这个道理，又怎么能知道小心就是命门呢？"

水不克火篇第四十

原 文

大封司马①问于岐伯曰：水克火者也，人有饮水而火不解者，岂水不能制火乎？

岐伯曰：人生于火，养于水。水养火者，先天之真水也；水克火者，后天之邪水也。饮水而火热不解者，外水不能救内火也。

大封司马曰：余终不解其义，幸明示之。

岐伯曰：天开于子，地辟于丑，人生于寅，寅实有火也。天地以阳气为生，以阴气为杀。阳即火，阴即水也。然而火不同，有形之火，离火也②。无形之火，乾火也③。有形之火，水之所克。无形之火，水之所生。饮水而火不解者，无形之火得有形之水而不相入也。岂唯不能解，且有激之而火炽者。

大封司马曰：然则水不可饮乎？

岐伯曰：水可少饮以解燥，不可畅饮以解氛④。

大封司马曰：此何故乎？

岐伯曰：无形之火旺，则有形之火微。无形之火衰则有形之火盛。火得水反炽，必多饮水也，水多则无形之火因之益微矣。无形之火微，而有形之火愈增酷烈之势，此外水之所以不能救内火，非水之不克火也。

大封司马曰：何以治之？

岐伯曰：补先天无形之水，则无形之火自息矣。不可见其火热，饮水不解，劝多饮以速亡也。

陈士铎曰：水分有形无形，何疑于水哉？水克有形之火，难克无形之火，故水不可饮也。说得端然实理，非泛然而论也。

注 释

①大封司马：官名。专门负责管马匹的官，是非常重要的军职。

②有形之火，离火也：讲到离火，又涉及八卦中乾坤坎离四卦。因而以先天无形之火为乾火，后天有形之火为离火。

③无形之火，乾火也：指受之先天遗传之火。

④氛：古时指预示吉凶的云气。这里指雾气，体内过多的水分。

译 文

大封司马请问岐伯说："水可以克火，有病人饮水后，火热却不能解除，这难道不是水不能克火吗？"

岐伯说："人生于火，要依靠水来滋养。水可以滋养火，是先天的真水；水可以克火，是后天的邪气之水。饮水后而火热不能解除的，这是因为外水不能救内火。"

大封司马说："我还是没有明白其中的道理，请再明白地解释一下。"

岐伯说："天开于子时，地辟于丑时，人生于寅时，而寅中其实包含火气。天地以阳气为生发，以阴气为消杀。阳就是火，阴就是水。然而，火有不同的存在方式：有形之火，是离火；无形之火，是乾火。有形之火，是可以用水来克制的。无形之火，是可以用水来生发的。饮水后而火热不能解除的，是因为无形之火与有形之水不可以相融合。在这种情况下，饮水不仅不能解除火热，而且还会激发火性，从而使火更为炽热。"

大封司马说："既然是这样的话，那就不可以饮水了吗？"

岐伯说："可以饮少量水用来解除燥渴，但是不可以用多饮水来解除火热。"

大封司马说："这又是什么缘故呢？"

岐伯说："若是无形之火旺盛了，那么有形之火就会衰弱；若是无形之火衰弱了，那么有形之火就会旺盛。火得到了水，反而更加炽热，必然是多饮水，如果饮水过多，无形之火就会更加微弱了。若是无形之火微弱了，那么有形之火的酷烈之势就会越来越加强，这就是外水不能救内火的原因，并不是水不能克火。"

大封司马说："那么用什么方法可以治疗呢？"

岐伯说："只要补益先天无形之水，那么无形之火就会自行熄灭。不能见到体内火热的出现，饮水也不可以解除，就劝患者多饮水，这样反而会导致病人快速死亡。"

陈士铎说："水可以分为有形之水与无形之水，为什么要怀疑是水的原因呢？水可以克制有形之火，却难以克制无形之火，因此是不能过多饮水的。本篇说得清楚有理，并不是泛泛而论。"

三关升降篇第四十一

原 文

巫咸①问曰：人身三关②在何经乎？

岐伯曰：三关者，河车之关也，上玉枕，中肾脊，下尾闾。

巫咸曰：三关何故关人生死乎？

岐伯曰：关人生死，故名曰关。

巫咸曰：请问生死之义。

岐伯曰：命门者，水中火也。水火之中实藏先天之气，脾胃之气后天之气也。先天之气不交于后天，则先天之气不长；后天之气不交于先天，则后天之气不化。二气必昼夜交，而后生生不息也③。然而后天之气必得先天之气先交而后生。而先天之气必由下而上，升降诸脾胃，以分散于各脏腑。三关者，先天之气所行之径道也。气旺则升降无碍,气衰则阻,阻则人病矣。

巫咸曰:气衰安旺乎?

岐伯曰:助命门之火,益肾阴之水,则气自旺矣。

巫咸曰:善。

陈士铎曰:人有三关,故可生可死。然生死实在先天,不在后天也。篇中讲后天者返死而生,非爱生而恶死。人能长守先天,何恶先天之能死乎?

注 释

①巫咸:黄帝的大臣。

②三关:关即关口,指气通行的大的关口。上为玉枕:头部枕骨粗隆处,从头顶入内,络于脑。中为肾脊关,下为尾闾关。

③二气必昼夜交,而后生生不息也:这是基于生理之自然。如人为所谓"打通周天",则无益而有害。

译 文

巫咸请问说:"人身体的三关位于哪条经脉?"

岐伯说:"所谓三关,是指河车的三关,包括上部的玉枕关,中部的肾脊关(夹脊关),下部的尾闾关。"

巫咸说:"三关为什么会关系到人的生死呢?"

岐伯说:"正因为三关和人的生死相连,所以才称其为关。"

巫咸说:"请问三关关系生死的含义是什么呢?"

岐伯说:"命门是水中之火。水火之中,其实隐藏有先天的元气,脾胃中之气,是后天之气。若是先天之气不与后天之气相交,那么先天之气就不会生长;如果后天之气不与先天之气相交,那么后天之气也不会变化。所以先天之气与后天之气必须昼夜相交,之后才会生生不息。然而,后天之气必须得到先天之气相交后才能生发;而同时,先天之气必然是由下往上升,然后再下降到脾胃,才能将元气分散到各个脏腑。三关,就是先天之气所运行必须经过的道路。所以体内之气旺盛,升降就没有障碍,但是体内之气衰弱,就会受到阻碍，受阻之后就会引发疾病。"

巫咸说："体内的元气衰弱，怎么才能使它旺盛起来呢？"

岐伯说："只要助长命门之火和补益肾阴之水，元气自然会更旺盛。"

巫咸说："好。"

陈士铎说："人有三关，因此既可以使人生，也可以使人死。然而，生死实际上取决于先天，而不是后天。本篇中讲述从后天中返死回生，这不是爱生而恶死的意思。如果人能够长期固守先天，又怎么需要担心先天会导致死亡呢？"

表微篇第四十二

原文

奚仲①问于岐伯曰：天师《阴阳别论》中有阴结②、阳结③之言，结在脏乎？抑结在腑乎？

岐伯曰：合脏腑言之也。

奚仲曰：脏阴腑阳，阴结在脏，阳结在腑乎？

岐伯曰：阴结、阳结者，言阴阳之气结也。合脏腑言之，非阳结而阴不结，阴结而阳不结也。阴阳之道，彼此相根，独阳不结，独阴亦不结也。

奚仲曰：《阴阳别论》中，又有刚与刚之言，言脏乎？言腑乎？

岐伯曰：专言脏腑也。阳阴气不和，脏腑有过刚之失，两刚相遇，阳过旺阴不相接也。

奚仲曰：脏之刚乎？抑腑之刚乎？

岐伯曰：脏刚传腑，则刚在脏也；腑刚传脏，则刚在腑也。

奚仲曰：《阴阳别论》中又有阴搏④阳搏⑤之言，亦言脏腑乎？

岐伯曰：阴搏阳搏者，言十二经之脉，非言脏腑也。虽然十二脏腑之阴阳不和，而后十二经脉始现阴阳之搏，否则搏之象不现于脉也。然则阴搏阳搏，言脉而即言脏腑也。

奚仲曰：善。

陈士铎曰：阳结、阴结、阴搏、阳搏，俱讲得微妙。

注释

①奚仲：黄帝的大臣，传说中车的创造者。一说为尧时人，一说为夏禹时人。

②阴结：指脾胃虚寒所致的大便秘结。

③阳结：指邪热入胃，腑气不通的阳明腑实证。

④阴搏：阴，指尺部脉。尺部脉搏动圆滑有力。

⑤阳搏：脉沉为阴，浮为阳。脉沉取不足为阴虚，浮取有余为阳亢。

译文

奚仲请问岐伯说："天师在《阴阳别论》中，有阴结、阳结的说法，到底是结在脏呢？还是结在腑呢？"

岐伯说："这是综合脏腑来论述的。"

奚仲说："脏属于阴，腑属于阳，是不是阴结在脏，而阳结在腑呢？"

岐伯说："所谓阴结与阳结，是说阴阳二气相互交结。这是综合脏腑来讲述，不是阳结而阴不结，或者阴结而阳不结。所谓阴阳的道理，说的就是彼此以对方作为根源，因此独阳不能结，独阴也不能结。"

奚仲说："在《阴阳别论》中，又有刚与刚的说法，是说脏呢？还是说腑呢？"

岐伯说："是专门说脏腑的。如果阴阳二气不调和，脏腑就会有过刚的过失。脏的刚硬与腑的刚硬两者相遇，阳气过旺，阴气就不能接续了。"

奚仲说："到底是脏刚硬呢？还是腑刚硬呢？"

岐伯说："脏的刚硬传给了腑，那么刚硬的发生就在脏；腑的刚硬传给了脏，那么刚硬的发生就在腑。"

奚仲说："《阴阳别论》中又有阴搏、阳搏的说法，说的也是脏腑吗？"

岐伯说："所谓阴搏与阳搏，说的是十二经脉，不是说脏腑。虽然先有十二脏腑的阴阳不和，然后十二经脉才会出现阴阳的搏结。否则，搏结的形象就不会显现在脉象上。因此，阴搏与阳搏的说法，既是说经脉，也是说脏腑。"

奚仲说："好。"

陈士铎说："阴结、阳结与阴搏、阳搏，都讲得很细微而精妙。"

呼吸篇第四十三

原文

雷公问于岐伯曰：人气之呼吸应天地之呼吸乎？

岐伯曰：天地人同之。

雷公曰：心肺主呼，肾肝主吸，是呼出乃心肺也，吸入乃肾肝也。何有时呼出不属心肺而属肾肝，吸入不属肾肝而属心肺乎？

岐伯曰：一呼不再呼，一吸不再吸，故呼中有吸，吸中有呼也。

雷公曰：请悉言之。

岐伯曰：呼出者，阳气之出也。吸入者，阴气之入也。故呼应天，而吸应地。呼不再呼，呼中有吸也；吸不再吸，吸中有呼也。故呼应天而亦应地，吸应地而亦应天。所以呼出心也、肺也，从天言之也；吸入肾也、肝也，从地言之也。呼出肾也、肝也，从地言之也；吸入心也、肺也，从天言之也。盖独阳不生，呼中有吸者，阳中有阴也；独阴不长，吸中有呼者，阴中有阳也。天之气不降，则地之气不升；地之气不升，则天之气不降。天之气下降者，即天之气呼出也；地之气上升者，即地之气吸入也。故呼出心肺，阳气也，而肾肝阴气辄随阳而俱出矣；吸入肾肝，阴气也，而心肺阳气辄随阴而俱入矣。所以阴阳之气虽有呼吸，而阴阳之根无间隔也；呼吸之间虽有出入，而阴阳之本无两歧也^①。

雷公曰：善。

陈士铎曰：呼中有吸，吸中有呼，是一是二，人可参天地也^②。

（注 释）

①阴阳之本无两歧也：此呼吸机理之微，不同寻常。

②人可参天地也：参天地之化育，其即在静极之后，通过呼吸实现提挈天地，把握阴阳，呼吸精气，独立守神。

（译 文）

雷公请问岐伯说："人的呼吸与天地的呼吸相对应吗？"

岐伯说："天、地、人的呼吸都是相同的。"

雷公说："心肺主管呼气，肾肝主管吸气，因此呼出气是由心肺主管的，吸入气是由肾肝主管的。为什么有时候呼出的气不属于心肺，反而属于肾肝呢？为什么有时候吸入的气不属于肾肝，反而属于心肺呢？"

岐伯说："一次呼出之后不能再呼出，一次吸入之后也不能再吸入，因此呼中有吸，吸中有呼。"

雷公说："请详细地说明它。"

岐伯说："呼出的气是阳气的排出，吸入的气是阴气的纳入。因此呼出的气对应于天，而吸入的气对应于地。因此，呼出之后不能再继续呼出，是因为呼中有吸入；吸入之后也不能再吸入，是因为吸中有呼出。因此，呼出之气既对应于天，也对应于地；而吸入之气既对应于地，也对应于天。所以，呼出气与心和肺有关，是从天来说的；吸入气与肾和肝有关，是从地来说的。呼出与肾和肝有关，是从地来说的；吸入与心和肺有关，是从天来说的。因为孤独的阳气不能生发，所以呼出之中有吸入，是阳中有阴；孤独的阴气不能生长，所以吸入之中有呼出，是阴中有阳。若是天气不下降，那么地气就不能上升；若是地气不上升，那么天气也不能下降。若是天阳之气下降，实际上就是天呼出的阳气；若是地阴之气上升，实际上就是地吸入的阴气。因此，由心和肺而呼出的气，就是阳气，肝和肾中的阴气也随着阳气一起出去了；由肝和肾而吸入的气，就是阴气，心和肺中的阳气也随着阴气一同进入了。所以，虽然阴阳之气有呼出也有吸入，但是阴阳的根本是没有间隔的；虽然呼吸之间既有出也有入，但是阴阳的根本却不存在不统一的实质差异。"

雷公说："好。"

陈士铎说："呼出中有吸入，吸入中有呼出。这种情况既可以视为一，也可以看作二，因为人是可以与天地相参应的。"

脉动篇第四十四

原 文

雷公问于岐伯曰：手太阴肺、足阳明胃、足少阴肾，三经之脉常动不休者何也？

岐伯曰：脉之常动不休者，不止肺胃肾也。

雷公曰：何以见之？

岐伯曰：四末^①阴阳之会者，气之大络也。四街^②者，气之曲径也。周流一身，昼夜环转，气无一息之止，脉无一晷之停也。肺胃肾脉独动者，胜于各脏腑耳。非三经之气独动不休也。夫气之在脉也，邪气中之也，有清气中之，有浊气中之。邪气中之也，清气中在上，浊气中在下，此皆客气也。见于脉中，决于气口^③。气口虚，补而实之；气口盛，泻而泄之。

雷公曰：十二经动脉之穴，可悉举之乎？

岐伯曰：手厥阴心包经，动脉在手之劳宫也。手太阴肺经，动脉在手之太渊也。手少阴心经，动脉在手之阴郄也。足太阴脾经，动脉在腹冲门也。足厥阴肝经，动脉在足之太冲也。足少阴肾经，动脉在足之太溪也。手少阳三焦经，动脉在面之和髎也。手太阳小肠经，动脉在项之天窗也。手阳明大肠经，动脉在手之阳溪也。足太阳膀胱经，动脉在足之委中也。足少阳胆经，动脉在足之悬钟也。足阳明胃经，动脉在足之冲阳也。各经时动时止，不若胃为六腑之原，肺为五脏之主，肾为十二经之海，各常动不休也。

陈士铎曰：讲脉之动处，俱有条理，非无因之文也。

注 释

①四末：指四肢末梢。

②四街：意指头、胸、腹、胫各部都有气的运行道路。

③气口：又名寸口、脉口。切脉部位的名称。气口位于人体腕关节桡动脉搏动处，属手太阴肺经。肺主气，气的盛衰可见于此，故称气口。

译 文

雷公请问岐伯说："手太阴肺经、足阳明胃经、足少阴肾经，这三条经脉片刻不停地跳动，这是为什么呢？"

岐伯说："经脉经常跳动不停的，这种情况并不止肺经、胃经、肾经。"

雷公说："怎么才能见识到呢？"

岐伯说："四肢末梢阴阳二气汇聚，是元气接续的地方。人体头、胸、腹、胫四个气街，是元气运行的路径。周流一身，昼夜循环轮转不停休，气没有一息的停止，经脉的循行也没有片刻的停息。但只有肺、胃、肾的脉跳动不止，比各个脏腑的脉象都要明显，并不是只有这三经脉中的元气独自运动不停息。当气在脉中运行时，会遭受邪气的侵袭，有时会遭受清气的侵害，有时会遭受浊气的侵害。邪气侵袭人体之时，清气侵害身体的上部，浊气侵害人体的下部，这都是外来的客邪之气。伤害的情况呈现在经脉中，决断于寸口。若是寸口脉虚弱，可以通过补法来充实；若是寸口脉旺盛，可以通过泻法来削弱。"

雷公说："十二经动脉的穴位,可以全部列举说明吗?"

岐伯说："手厥阴心包经,其动脉位于手心的劳宫穴。手太阴肺经,其动脉位于手腕的太渊穴。手少阴心经,其动脉位于手腕内侧的阴郄穴。足太阴脾经,其动脉位于小腹部的冲门穴。足厥阴肝经,其动脉位于足背部的太冲穴。足少阴肾经,其动脉位于足内踝上的太溪穴。手少阳三焦经,其动脉位于面部的和髎穴。手太阳小肠经,其动脉位于项部的天窗穴。手阳明大肠经,其动脉位于手腕背面的阳溪穴。足太阳膀胱经,其动脉位于足腘部的委中穴。足少阳胆经,其动脉位于小腿外侧的悬钟穴。足阳明胃经,其动脉位于足背的冲阳穴。人体的各条经脉有时跳动有时停息,只不过不像足阳明胃经作为六腑的源泉、手太阴肺经作为五脏的主宰、足少阴肾经作为十二经的海洋,它们经常跳动而不停息。"

陈士铎说："本篇讲述有关经脉跳动之处,都很有条理,不是没有因由的论述。"

瞳子散大篇第四十五

原 文

云师①问于岐伯曰:目病瞳子②散大者何也?

岐伯曰:必得之内热多饮也。

云师曰:世人好饮亦常耳,未见瞳子皆散大也。

岐伯曰:内热者,气血之虚也,气血虚则精耗矣。五脏六腑之精皆上注于目,瞳子尤精之所注也。精注瞳子而目明,精不注瞳子而目暗。今瞳子散大,则视物必无准矣。

云师曰:然往往视小为大也。

岐伯曰:瞳子之系通于脑,脑热则瞳子亦热,热极而瞳子散大矣。夫瞳子之精，神水也。得脑气之热，则水中无非火气，火欲爆而光不收，安得不散大乎？

云师曰：何火之虐乎？

岐伯曰：必饮火酒兼食辛热之味也。火酒大热，得辛热之味以助之，则益热矣。且辛之气散，而火酒者，气酒也，亦主散。况火酒至阳之味，阳之味必升于头面，火热之毒直归于脑中矣。脑中之精最恶散而最易散也，得火酒辛热之气，有随入随散者，脑气既散于中，而瞳子散大应于外矣。彼气血未虚者，脑气尚不至尽散也，故瞳子亦无散大之象，然目则未有不昏者也③。

云师曰：善。

陈士铎曰：瞳子散大，不止于酒。大约肾水不足，亦能散大。然水之不足，乃火之有余也。益其阴而火降，火降而散大者不散大也。不可悟火之虐乎？必认作火酒之一者，尚非至理④。

注 释

①云师：黄帝时的官名。

②瞳子：指瞳孔，即黑睛中央的圆孔，在脏属肾，五行为水，肾主水，归肾所主。

③然目则未有不昏者也：目昏暗乃由渐而进。

④尚非至理：天师在此着重言饮酒，殊不知不仅仅是酒。

译 文

云师请问岐伯说："眼睛发病后，瞳孔就会散大，这是什么原因？"

岐伯说："这必然是因为体内有热，而又饮水过多。"

云师说："世人喜爱饮水也是平常的事，没有见到瞳孔都会因此而散大啊！"

岐伯说："体内发热，气血就会虚弱，气血虚弱，那么精气就会被消耗掉。五脏六腑的精气都上行贯注于两只眼睛，瞳孔尤其是精气贯注的地方。若是精气上注于瞳孔，双目就会明亮；若是精气不能上注于瞳孔，眼睛的视力就会变得模糊。现在瞳孔散大，眼睛观察物体的时候必然就会不清晰了。"

云师说："然而眼睛往往会将小的物体看成大的。"

岐伯说："瞳孔与大脑相连通。如果大脑发热了，瞳孔也会发热，热到了极点，瞳孔就会散大。瞳孔里面的精华是神水。若是感受到脑中的热气，水中就没有不是火气的，火势爆发目光就不能收敛，瞳孔怎么能不散大呢？"

云师说："为什么火会如此肆虐呢？"

岐伯说："必然是饮了火酒（即烧酒，又称白酒），并且吃了辛热的食物。火酒热性很大，又得到辛热的食物助长它，就会更加热了。并且，辛味会使气发散，火酒是气酒，也是主发散的。况且火酒属于阳气很大的食物，阳性的食物必然会上升到头部和面部，火热的毒气就直接进入脑中了。脑中的精气最怕发散，也是最容易发散的，感受到火酒的辛热之气后，就会一边进入一边发散。精气既然发散到脑中，那么在外的瞳孔就会与之相应而散大。那些气血没有虚弱的人，脑中的精气还不至于全部发散，因此瞳孔也没有散大的现象。然而，双目则没有不昏暗的。"

云师说："好。"

陈士铎说："导致瞳孔散大，不仅仅是火酒造成的。有时因为肾水的不足，也会导致瞳孔散大。然而，肾水的不足，说明火气过剩。补益肾阴的水使火气下降，火气下降后，散大的瞳孔也就恢复正常了。由此不是可以领悟到火的肆虐吗？如果认为这完全是火酒引起的，这不是最明确的道理。"

第六卷

诊原篇第四十六

【原 文】

雷公问于岐伯曰：五脏六腑各有原穴^①，诊之可以知病，何也？

岐伯曰：诊脉不若诊原也。

雷公曰：何谓也？

岐伯曰：原者，脉气之所注也。切脉之法繁而难知，切腧^②之法约而易识。

雷公曰：请言切腧之法。

岐伯曰：切腧之法，不外阴阳。气来清者阳也，气来浊者阴也。气来浮^③者阳也，气来沉^④者，阴也。浮而无者，阳将绝也；沉而无者，阴将绝也。浮而清者，阳气之生也；沉而清者，阴气之生也。浮而浊者，阴血之长也；浮而清者，阳血之长也。以此诊腧，则生死浅深如见矣。

陈士铎曰：诊原法，不传久矣！天师之论，真得其要也。

【注 释】

①原穴：脏腑的原气经过和留止的部位。十二经脉在腕、踝关节附

近各有一个原穴，合为十二原穴。原穴在临床上，可以治疗各自所属脏、腑病变，也可以根据原穴的反应变化，推测脏腑功能的盛衰。

②腧：这里指原穴。十二经脉中，六阴经分布于四肢内侧和胸腹，六阳经分布于四肢外侧和头面、躯干。在六阴经中腧穴就是原穴，在六阳经中原穴排列在五腧穴（即井、荥、腧、经、合）的腧穴之后。

③浮：指诊脉时的浮取。

④沉：指诊脉时的沉取。

译文

雷公请问岐伯说："五脏六腑分别有各自的原穴，为什么诊断原穴就可以知道病情呢？"

岐伯说："切脉不如诊断原穴。"

雷公说："这怎么理解呢？"

岐伯说："原穴，是脉气贯注的地方。切脉的方法繁琐复杂很难掌握，而切诊腧穴的方法却简单易学。"

雷公说："请说明切诊腧穴的方法。"

岐伯说："切诊腧穴的方法，离不开阴阳。气来而清的属于阳，气来而浊的属于阴。气来而浮的属于阳，气来而沉的属于阴。浮取（或轻取）没有脉的，说明阳气将要离绝了；沉取（或重取）没有脉的，说明阴气将要离绝了。气浮而清的，说明阳气生发了；气沉而清的，说明阴气生发了。气浮而浊的，说明阴血生长了；气浮而清的，说明阳血生长了。用这种方法来切诊腧穴，则人的生死的迟早和疾病的深浅，好比是亲眼所见了。"

陈士铎说："切诊原穴的方法不传于世很久了。天师的论述，确实揭示了其中的要义。"

黄帝外经 ●--

精气引血篇第四十七

原文

力牧①问于岐伯曰：九窍出血何也？

岐伯曰：血不归经耳。

力牧曰：病可疗乎？

岐伯曰：疗非难也，引其血之归经则瘕②安。

力牧曰：九窍出血，脏腑之血皆出矣，难疗而曰易疗者，何也？

岐伯曰：血失一经者重，血失众经者轻。失一经者伤脏腑也，失众经者伤经络也。

力牧曰：血已出矣，何引而归之？

岐伯曰：补气以引之，补精以引之也。

力牧曰：气虚则血难摄。补气摄血，则余已知之矣；补精引血，余实未知也。

岐伯曰：血之妄行，由肾火之乱动也。肾火乱动，由肾水之大衰也。血得肾火而有所归，亦必得肾水以济之也。夫肾水肾火如夫妇之不可离也，肾水旺而肾火自归，肾火安而各经之血自息。犹妇在家而招其夫，夫既归宅，外侮辄散，此补精之能引血也。

力牧曰：兼治之乎，抑单治之乎？

岐伯曰：先补气后补精，气虚不能摄血，血摄而精可生也。精虚不能藏血，血藏而气益旺也，故补气必须补精耳。

力牧曰：善！虽然血之妄出，疑火之祟③耳，不清火而补气，毋乃助火乎?

岐伯曰: 血至九窍之出, 是火尽外泄矣。热变为寒, 乌^④可再泄火乎? 清火则血愈多矣。

力牧曰: 善。

陈士铎曰: 失血补气, 本是妙理。谁知补精即补气乎? 补气寓于补精之中, 补精寓于补血之内, 岂是泛然作论者? 寒变热, 热变寒, 参得个中趣, 才是大罗仙。

注 释

①力牧: 黄帝的大臣。黄帝曾梦见有人执千钧之弩, 驱羊万群, 于是依梦意求得力牧于大泽, 任以为将。

②瘥 (chài): 疾病痊愈。

③祟: 作怪、为害。

④乌: 疑问词, 怎么之义。

译 文

力牧请问岐伯说: "九窍出血, 这是什么原因呢? "

岐伯说: "是因为血不归经。"

力牧说: "这种病可以治疗吗? "

岐伯说: "治疗并不是难事, 只要引导血液回归到经脉运行, 疾病就会痊愈。"

力牧说: "九窍若是出了血, 脏腑的血都会出来, 本来难以治疗, 现在反而说容易治疗, 为什么呢? "

岐伯说: "如果是一条经脉失血, 病情就严重; 若是多条经脉失血, 病情就会较轻。因为一条经脉失血, 就会伤及脏腑; 而多条经脉失血, 只会伤及经络。"

力牧说: "血液已经流出来了, 怎么才能引导它回归经脉呢? "

岐伯说: "通过补气来引导它, 通过补精来引导它。"

力牧说: "气虚使得血液难以收摄。补气摄血我已经知道了, 对于补益阴精, 以便引导血液归经, 我实在还是不知道。"

岐伯说："血液的妄行，是肾火乱动导致的。肾火的乱动，是肾水大衰引起的。血液得到了肾火，就会归经，然而也必须得到肾水的相济。肾水与肾火，如同夫妇一样不可以分离。若是肾水旺盛，肾火就自然可以回归；若是肾火安息，各经脉的血液就自然可以安息。正像妻子在家召唤丈夫一样，丈夫既然已经回家了，外来的欺侮就一下消散了，这就是补益阴精能够引血归经的缘故。"

力牧说："是采用兼治的方法，还是单治的方法？"

岐伯说："如果先补气后补精，就会导致气虚不能摄血，只有收摄了血液，阴精才能产生。阴精虚弱不能藏血液，只有血液归藏了，元气才会日益旺盛。因此补气就必须先补精。"

力牧说："好！虽然血液从经脉中妄行而出，可能是火气在作祟所致，如果不清理火气而只是补气，这难道不是在助长火气吗？"

岐伯说："血液之所以从九窍流出，是因为火气完全外泄。如果热变为寒，怎么可以再泄火气呢？只有清肃火气，因为血液的流失或妄行所导致的各种疾病才会痊愈。"

力牧说："好。"

陈士铎说："大出血之后补气，原本是有其深奥道理的。但有谁会知道补精就是补气呢？补气存在于补精之中，而补精又存在于补血之内，这怎么会是泛泛的论述呢？寒变为热，热变为寒，参透其中的旨趣，才是真正的大罗金仙（即大罗天的神仙）。"

天人一气篇第四十八

【原文】

大挠①问于岐伯曰：天有转移，人气随天而转移，其故何也？

岐伯曰：天之转移，阴阳之气也。人之气亦阴阳之气也，安得不随天气为转移乎？

大挠曰：天之气分春夏秋冬，人之气恶能分四序哉②？天之气配日月支干，人之气恶能配两曜③、一旬④、十二时哉？

岐伯曰：公泥于甲子以论天也。天不可测而可测，人亦不可测而可测也。天之气有春夏秋冬，人之气有喜怒哀乐，未尝无四序也；天之气有日月，人之气有水火，未尝无两曜也；天之气有甲、乙、丙、丁、戊、己、庚、辛、壬、癸，人之气有阳跷、阴跷、带、冲、任、督、阳维、阴维、命门、包络，未尝无一旬也；天之气有子、丑、寅、卯、辰、巳、午、未、申、酉、戌、亥，人之气有心、肝、脾、肺、肾、心包、胆、胃、膀胱、三焦、大小肠，未尝无十二时也。天有气，人即有气以应之，天人何殊乎？

大挠曰：天之气万古如斯，人之气何故多变动乎？

岐伯曰：人气之变动因乎人，亦因乎天也。春宜温而寒，则春行冬令矣；春宜温而热，则春行夏令矣；春宜温而凉，则春行秋令矣。夏宜热而温，则夏行春令也；夏宜热而凉，则夏行秋令也；夏宜热而寒，则夏行冬令也。秋宜凉而热，非秋行夏令乎？秋宜凉而温，非秋行春令乎？秋宜凉而寒，非秋行冬令乎？冬宜寒而温，是冬行春令矣；冬宜寒而热，是冬行夏令矣；冬宜寒而凉，是冬行秋令矣。倒行逆施在天，既变动若此，欲人脏腑中不随天变动，必不得之数⑤矣。

大挠曰：天气变动，人气随天而转移，宜尽人皆如是矣，何以有变有不变也？

岐伯曰：人气随天而变者，常也。人气不随天而变者，非常也。

大挠曰：人气不随天气而变，此正人守其常也，天师谓非常者，予不得其旨，请言其变。

岐伯曰：宜变而不变，常也。而余谓非常者，以其异于常人也。斯人也必平日固守元阳，未丧其真阴者也。阴阳不凋，随天气之变动，彼自行其阴阳之正令，故能不变耳。

大挠曰：彼变动者，何以治之？

岐伯曰：有余者泻之，不足者补之，郁则达之，热则寒之，寒则温之，如此而已。

陈士铎曰：天人合一，安能变乎，说得合一之旨。

注 释

①大挠：黄帝的大臣。传说为黄帝史官，始作甲子，用天干地支相配以纪日、纪年，是天干地支的创始人。

②恶能分四序哉：哪能以春、夏、秋、冬四季相递的次序来分呢！恶，古同"乌"，疑问词，哪、何。

③两曜：日和月。

④一旬：十天为一旬。

⑤数：本有责备、数说之义，这里引申为影响、左右之义。

译 文

大挠请问岐伯说："天时有转移，人之气也随着天时而转移，这是因为什么呢？"

岐伯说："天时的转移，实际上是因为阴阳之气的转移。人之气也是属于阴阳之气，怎么能不随着天之气而转移呢？"

大挠说："天时之气可分为春、夏、秋、冬，人之气怎么能也按此顺序分为四种呢？天时之气与日月和支干相配，人之气又怎么能与日月、一旬和十二个时辰相配呢？"

岐伯说："你这是拘泥于用六十甲子来论述天时。天时不能测量，但是有它可以测量的地方；人也不可以测量，但也有其可以测量之处。天时之气分为春、夏、秋、冬，人之气有喜、怒、哀、乐，并不是没有四时的次序；天之气有日月，人之气有水火，并不是没有日月之分；天之气有甲、乙、丙、丁、戊、己、庚、辛、壬、癸之分，人之气有阳跷脉、阴跷脉、带脉、冲脉、任脉、督脉、阳维脉、阴维脉及命门与包络之分，并不是没有十个种类的划分；天之气有子、丑、寅、卯、辰、巳、午、未、申、酉、戌、亥之分，人之气有心、肝、脾、肺、肾、心包、胆、胃、膀胱、三焦、大肠、小肠之分，并不是没有十二时辰之分。天有气，人也是有气与它相应，天与人又有什么差别呢？"

大挠说："天之气千万年间都是如此不变，人之气是因为什么才产生那么多的变动呢？"

岐伯说："人之气的变动是因为人自身的关系，也与天有关系。春天应当温暖，有时反而寒冷，这是因为春天行使冬令；春天应当温暖，有时反而炎热，这是因为春天行使夏令；春天应当温暖，有时反而凉爽，这是因为春天行使秋令。夏天应当炎热，有时反而温暖，这是因为夏天行使春令；夏天应当炎热，有时反而凉爽，这是因为夏天行使秋令；夏天应当炎热，有时反而寒冷，这是因为夏天行使冬令。秋天应当凉爽，有时反而炎热，这不是秋天行使夏令吗？秋天应当凉爽，有时反而温暖，这不是秋天行使春令吗？秋天应当凉爽，有时反而寒冷，这不是秋天行使冬令吗？冬天应当寒冷，有时反而温暖，这是因为冬天行使春令；冬天应当寒冷，但有时反而炎热，这是因为冬天行使夏令；冬天应当寒冷，但有时反而凉爽，这是因为冬天行使秋令。倒行逆施在于天，天既然如此变动，想要人的脏腑不随着天时变动，必然不可能了。"

大挠说："天之气变化了，人之气也应当随着天之气变化，应当每个人都如此啊，为什么有的人变动，有的人不变呢？"

岐伯说："人之气随着天时之气而变化，这是很正常的。人之气不随天时之气而变化，这不是正常的。"

大挠说："人之气不随天时之气而变化，这正是人遵循着正常的规律，天师说这是不正常的，我不明白其中的道理，请您说明其中的变化。"

岐伯说："应当变化却没有变化，这是正常的。而我所说的不正常，是因为与正常人存在着差异。这类人平时必然是固守身中的元阳，这样就没有丧失其中的真阴。阴阳之气也没有凋谢，它们会随着天气的变化而自行遵循阴阳的正令,因此可以不变。"

大挠说:"那些变动了的人,应该怎么治疗呢?"

岐伯说:"有余的人泻下,不足的人补益,木郁则使它升达,火热则使用寒凉之药,寒冷则使用温热之药,不过如此而已。"

陈士铎说:"天人合一,怎么能变化呢?本篇说尽了天人合一的道理。"

地气合人篇第四十九

(原 文)

大挠问曰:天人同气,不识地气亦同于人乎?

岐伯曰:地气之合于人气,《素问》《灵枢》已详哉言之。何公又问也?

大挠曰:《内经》言地气,统天气而并论也,未尝分言地气。

岐伯曰:三才①并立,天气即合于地气,地气即合于人气,原不必分言之也。

大挠曰:地气有独合于人气之时,请言其所以合也?

岐伯曰:言其合则合,言其分则分。

大挠曰:请言人之独合于地气。

岐伯曰:地有九州,人有九窍,此人之独合于地也。

大挠曰:《内经》言之矣。

岐伯曰:虽言之,未尝分晰之也。

大挠曰:请言其分。

岐伯曰:左目合冀,右目合雍,鼻合豫,左耳合扬,右耳合兖,口合徐,脐合荆,前阴合营,后阴合幽也。

大挠曰：其病何以应之？

岐伯曰：冀之地气逆，而人之左目病焉。雍之地气逆，而人之右目病焉。豫之地气逆，而人之鼻病焉。扬之地气逆，而人之左耳病焉。兖之地气逆，而人之右耳病焉。徐之地气逆，而人之口病焉。荆之地气逆，而人之脐病焉。营之地气逆，而人之前阴病焉。幽之地气逆，而人之后阴病焉。此地气之合病气也。

大挠曰：有验有不验，何也？

岐伯曰：验者人气之漓②也，不验者人气之固也。固者多漓者少，故验者亦少，似地气之不尽合人气也，然而合者，理也。

大挠曰：既有不验，恐非定理？

岐伯曰：医统天地人以言道，乌可缺而不全乎？宁言地气，听其验不验也。

大挠曰：善。

陈士铎曰：地气实合于天，何分于人乎？地气有验不验者，非分于地气已。说其合，胡必求其合哉？

（注 释）

①三才：指天、地、人。古人认为上天、下地，中间是人，三才并立。
②漓：本意为薄弱不浓厚，这里是指真气虚弱的意思。

（译 文）

大挠请问岐伯说："天之气与人之气相同，不知道地之气也与人之气相同吗？"

岐伯说："地之气与人之气相合，《素问》《灵枢》已经详细说明了，为什么你又会问呢？"

大挠说："《内经》说地之气，是与天之气一起来论述的，并没有分开来说明地之气。"

岐伯说："天、地、人三才合一，天之气即与地之气相合，地之气即与人之气相合，原本不必要分开来讨论。"

大挠说："地之气存在着单独与人之气相合的时候，请说明它们相合的原因。"

岐伯说："说它们相合就会相合，说它们分离就会分离。"

大挠说："请说明人之气单独与地之气相合。"

岐伯说："地有九州，人有九窍，因此人之气单独与地之气相合。"

大挠说："《内经》已经讲了。"

岐伯说："虽然讲过了，但并没有详细分析。"

大挠说："请说明它们的相合。"

岐伯说："人的左眼与冀州相合，右眼与雍州相合，鼻子与豫州相合，左耳与扬州相合，右耳与兖州相合，口与徐州相合，肚脐与荆州相合，前阴与营州相合，后阴与幽州相合。"

大挠问："发病怎么相应呢？"

岐伯说："冀州的地气逆行，则人的左眼发病。雍州的地气逆行，则人的右眼发病。豫州的地气逆行，则人的鼻子发病。扬州的地气逆行，则人的左耳发病。兖州的地气逆行，则人的右耳发病。徐州的地气逆行，则人的口唇发病。荆州的地气逆行，则人的肚脐发病。营州的地气逆行，则人的前阴发病。幽州的地气逆行，则人的后阴发病。这就是地气与病气的相互对应。"

大挠说："有的应验有的不应验，这是为什么呢？"

岐伯说："应验的是人气与地气相互渗透，不应验的是人气固定不变。固定多而相互渗透少，那么应验也少，似乎地气不能全部与人气相应，然而两者相应，才符合道理。"

大挠说："既然有不应验的，这恐怕不是常理吧？"

岐伯说："医学要综合天、地、人来谈论医道，怎么能缺少地与人相应的理论而不周全呢？宁愿讲述地气，听任地气与人气应验或者不应验的情况。"

大挠说："好。"

陈士铎说："地之气实际上与天之气相互配合，为什么还要将地之气与人之气分开呢？地之气有应验的也有不应验的，并不完全是因为配合地之气。虽然说人之气与地之气相合，为什么一定要求它们相合呢？"

三才并论篇第五十

原文

鬼臾区问曰：五运①之会②，以司六气③，六气之变以害五脏，是五运之阴阳，即万物之纲纪，变化之父母，生杀之本始也。夫子何以教区乎？

岐伯曰：子言是也。

鬼臾区退而作《天元纪》各论，以广五运六气之义。

岐伯曰：鬼臾区之言大而肆乎！虽然，执鬼臾区之论概治五脏之病，是得一而失一也。

鬼臾区曰：何谓乎？

岐伯曰：五运者，五行也，谈五运即阐五行也。然五行止有五，五运变成六，明者④视六犹五也，昧者⑤眩六为千矣。

鬼臾区曰：弟子之言非欤？

岐伯曰：子言是也。

鬼臾区曰：弟子言是，夫子有后言，请亟焚之。

岐伯曰：医道之大也，得子言大乃显。然而医道又微也，执子言微乃隐，余所以有后言也。虽然，余之后言，正显子言之大也。

鬼臾区曰：请悉言之。

岐伯曰：五运乘阴阳而变迁，五脏因阴阳而变动。执五运以治病，未必有合也；舍五运以治病，未必相离也。遗五运以立言，则医理缺其半；统五运以立言，则医道该其全。予故称子言之大而肆也。

鬼臾区曰：请言缺半之理。

岐伯曰：阴阳之气，有盈有虚；男女之形，有强有弱。盈者虚之兆，虚者盈之机，盖两相伏也；强者弱之媒，弱者强之福，盖两相倚也。合天地人以治邪，不可止执五运以治邪也；合天地人以扶正，不可止执五运以扶正也。

鬼臾区曰：医道合天地人者，始无弊乎？

岐伯曰：人之阴阳与天地相合也。阳极生阴，阴极生阳，未尝异也。世疑阴多于阳，阴有群阴，阳无二阳也，谁知阳有二阳乎？有阳之阳，有阴之阳。君火为阳之阳，相火为阴之阳。人有君火相火，而天地亦有之，始成其为天，成其为地也。使天地无君火，万物何以昭苏⑥？天地无相火，万物何以震动？天地之君火，日之气也；天地之相火，雷之气也。雷出于地而轰于天，日临于天而照于地。盖上下相合，人亦何独不然？合天地人以治病则得其全，执五运以治病则缺其半矣！

鬼臾区稽首而叹曰：大哉！圣人之言乎！区无以测师矣。

陈士铎曰：六气即五行之论，知五行即知六气矣。世不知五运即不知五行也；不知五行，即不知六气矣。

注 释

①五运：木运、火运、土运、金运、水运的合称。

②会：交会、会合，这里指五运运转一周。

③六气：指存在于空间的风、寒、暑、湿、燥、火六种气候变化要素，以十二地支来推演其变化。

④明者：明白、了悟的人。

⑤昧者：愚昧、不善领悟的人。

⑥昭苏：彰显和复苏。这里指使万物得到光明、苏醒。

译 文

鬼臾区请问岐伯说:"五运交会以管辖六气,而六气的变化会损害五脏。因此五运的阴阳,是万物的纲纪,变化的父母,生杀的本源。老师用什么来教导我呢?"

岐伯说:"你先论述这个问题吧。"

于是,鬼臾区退下,写出了《天元纪》等大论(即《天元纪大论》《五运行大论》《六微旨大论》《气交变大论》《五常政大论》《六元正纪大论》《至真要大论》诸篇),以推广五运六气学说。

岐伯说:"鬼臾区的言论广大而肆意!尽管如此,按照鬼臾区的论述来指导五脏之病的治疗,可能会得一而失一。"

鬼臾区说:"为什么这样说呢?"

岐伯说:"五运就是五行,谈论五运就是阐明五行。然而,五行只有五,而五运变成六气,聪明的人看到六气就像看到五行一样,而愚昧的人就会迷惑,看到六便以为看到了千千万万。"

鬼臾区说:"弟子所说的难道错了吗?"

岐伯说:"你说的也对。"

鬼臾区说:"虽然弟子讲得正确,但有了老师后面的教导,我觉得自己讲的已经不重要了,请赶快把我所讲的烧掉吧!"

岐伯说:"医道博大精深,得到你的论述而使得医道大为彰显。然而医道又是精微的,执着于你的言论,精深微妙的地方就被隐藏了。这就是我讲后面的话的道理所在。虽然如此,我后面要说的话,正是为了彰显你所讲述的大道理。"

鬼臾区说:"请详细说明。"

岐伯说:"五运随阴阳而变迁,五脏因阴阳而变动。执于五运治病,并不会必然相合;舍弃五运治病,也未必会相离。遗弃五运来说明医道,医理就缺少了一半;用五运概括地论述医道,医道的阐释才会比较全面。这就是我为什么说你的论述宏大而肆意。"

鬼臾区说:"请说明缺失一半的道理。"

岐伯说："阴阳二气，有盈余时，也有虚亏时；男女的形体，有强盛时，也有衰弱时。盈余是虚亏的前兆，虚亏是盈余的先机，这两者是相互依存的；强盛是衰弱的表现，衰弱是强盛的福泽，这两者也是相互倚靠的。要配合天、地、人才能治疗病邪，不能只执着于五运来治疗病邪；要配合天、地、人才能匡扶正气，不能只执着于五运来扶持正气。"

鬼臾区说："医道配合天、地、人三者，才能够没有弊端吗？"

岐伯说："人身之阴阳与天地之阴阳相合。阳到了极致就会生阴，阴到了极致就会生阳，并没有什么差异。世人总是怀疑阴多于阳，认为阴有群阴，而阳中没有二阳，又有谁知道阳中也有二阳呢？有阳中之阳，有阴中之阳。君火为阳中之阳，相火为阴中之阳。人身中有君火和相火，而天地也有君火和相火，才能成其为天，才能成其为地。假如天地没有君火，万物又怎么会苏醒呢？天地没有相火，万物怎么会震动呢？天地的君火，是太阳之气；天地的相火，是龙雷之气。雷从地中发出，在天上轰鸣，太阳高悬在天上，而阳光普照大地。这是上下相合的道理，人又何尝不是这样呢？配合天、地、人来治病，就是全面的理论；固守五运来治病，就缺少一半的道理了。"

鬼臾区稽首而赞叹说："伟大啊，圣人的言论！我根本无法测度老师的思想啊！"

陈士铎说："六气就是五行的论述，只要知道了五行，也就知道了六气。世人不知道五运，就是不知道五行；不知道五行，也就自然不知道六气了。"

五运六气离合篇第五十一

原 文

鬼臾区问曰：五运与六气并讲，人以为异，奈何？

岐伯曰：五运非六气则阴阳难化，六气非五运则疾病不成，二

者合而不离也。夫寒暑湿燥风火，此六气也。金木水火土，此五运也。六气分为六，五运分为五，何不可者？讵知六气可分，而五运不可分也。盖病成于六气，可指为寒、暑、湿、燥、风、火；病成于五运，不可指为金、木、水、火、土，以金病必兼水，水病必兼木，木病必兼火，火病必兼土，土病必兼金也。且有金病而木亦病，木病而土亦病，土病而水亦病，水病而火亦病，火病而金亦病也。故六气可分门以论证，五运终难拘岁①以分门，诚以六气随五运以为转移，五脏因六气为变乱，此分之不可分也。

鬼臾区曰：然则何以治六气乎？

岐伯曰：五运之盛衰随五脏之盛衰为强弱，五脏盛而六气不能衰，五脏强而六气不能弱。逢司天②、在泉③之年，寒暑湿燥风火有病有不病者，正五脏强而不弱也，所以五脏盛者，何畏运气之侵哉？

鬼臾区曰：善。

陈士铎曰：六气之病，因五脏之不调也。五脏之不调即五行之不正也。调五行即调六气矣。

注 释

①拘岁：拘泥于年岁。拘，拘泥；岁，岁月。

②司天：司天象征在上，主上半年的气运情况，在六气的客气中位于主气三之气的部位，它是由该岁的地支所化而来，不仅主司三之气所主的时令，而且主司该岁上半年一、二、三之气的气候变化。

③在泉：在泉象征在下，主下半年的气运情况，在六气的客气中位于主气终之气的部位，它与司天相对，不仅主司终之气所主的时令，而且主司该岁下半年四、五、六（终）之气的气候变化。

译 文

鬼臾区问说："五运与六气一起讲解，人们以为是有差异的，这应该怎么办呢？"

岐伯说："五运如果偏离了六气，阴阳就难以变化；六气如果偏离了五运，那么疾病就不能形成，所以五运和六气二者总是合为一体的，不能分离。寒、暑、湿、燥、风、火，这是六气；金、木、水、火、土，这是五运。六气可以分为六，五运分为五，为什么不可以呢？谁又怎么知道六气可以分开，而五运不可以分开呢？大概因为疾病是由六气所引起，所以可以说成寒、暑、湿、燥、风、火。而由五运所引起的疾病，不可以说成金、木、水、火、土。因为金病了不能生水，因此连及水病；水病了不能生木，因此连及木病；木病了不能生火，因此连及火病；火病了不能生土，因此连及土病；土病了不能生金，因此连及金病。（以上是因为相生而传为病）而且金病也传及木病，木病也传及土病，土病也传及水病，水病也传及火病，火病也传及金病。（以上是因为相克而传为病）因此六气可以分门别类来论断疾病，五运终究难以拘泥年份岁月来分门别类。这实在是由于六气随着五运而转移，人体五脏因为六气的转换跟不上节奏而产生变乱，导致疾病的产生，这就是既可以分，又不可以分的缘由。"

鬼臾区说："那么，该如何治疗六气所引起的疾病呢？"

岐伯说："五运的盛衰伴随着五脏的盛衰而会出现强弱不同的情况。若是五脏元气旺盛，则六气就不会衰弱，就不可以使五脏产生疾病；若是五脏强盛，则六气就不会衰弱，也就不可以使五脏发病。遇到司天、在泉的年份，寒、暑、湿、燥、风、火有的会引发疾病，有的不会引发疾病，这正是五脏元气强盛而不衰弱的缘故。所以五脏元气强盛的人，又怎么会畏惧运气的入侵呢？"

鬼臾区说："好。"

陈士铎说："六气之所以引发疾病，是因为五脏不协调。五脏之所以不协调，就是五行之气不正所致。调理五行，就相当于调理六气了。"

六气分门篇第五十二

原 文

雷公问于岐伯曰：五运六气合而不离，统言之可也。何鬼臾区分言之多乎？

岐伯曰：五运不可分，六气不可合。

雷公曰：其不可合者，何也？

岐伯曰：六气之中，有暑、火之异也。

雷公曰：暑、火皆火也，何分乎？

岐伯曰：火不一也，暑外火，火内火也。

雷公曰：等火耳，火与火相合而相应也，奈何异视之？

岐伯曰：内火之动必得外火之引，外火之侵必得内火之召①也。似可合以立论，而终不可合以分门者，内火与外火异也。盖外火，君火也；内火，相火也。君火即暑，相火即火。暑乃阳火，火乃阴火。火性不同，乌可不区而别乎？六气分阴阳，分三阴、三阳也，三阴三阳中分阳火、阴火者，分君、相之二火也。五行概言火而不分君相，六气分言火而各配支干，二火分配而暑与火各司其权，各成其病矣。故必宜分言之也。鬼臾区之说非私言②也。实闻予论，而推广之。

雷公曰：予昧矣！请示世之不知二火者。

陈士铎曰：五行止有一火，六气乃有二火，有二火乃分配支干矣。支干虽分，而君相二火实因六气而异。言之于不可异而异者，异之于阴阳之二火也。

注 释

①召：感召。

②私言：个人私下的观点。

译 文

雷公请问岐伯说："五运与六气相合而不分离，总体来讲是可以的。为什么鬼臾区分开来讲，这不是多余吗？"

岐伯说："五运是不可以分开的，六气是不可以相合的。"

雷公说："五运与六气为什么不能相合呢？"

岐伯说："在六气之中，存在着暑与火的差异。"

雷公说："暑与火都是火，应该怎么区分呢？"

岐伯说："火不一样，暑是外火，而火是内火。"

雷公说："暑与火同样都是火啊，火与火相合而相应，为什么要分别来看待呢？"

岐伯说："只有得到外火的引导，内火才能发动；只有得到内火的召唤，外火才能侵入。这似乎可以合并一起来论述，然而两者终究不能相合。之所以分门别类，是因为内火与外火存在着差异。大概因为外火是君火，内火是相火。君火是暑，相火是火。暑（君火）是从外而侵入人体，为阳火；相火是从人体内而生，为阴火。既然火的性质不同，怎么能不加以区别呢？六气分为阴阳，为三阴（即太阴、少阴、厥阴）和三阳（即太阳、阳明、少阳）。太阴、少阴、厥阴和太阳、阳明、少阳中分别有阳火和阴火，分别称为君火和相火。五行是概括论述火，而不分君火和相火；六气则分别论述火，并分别配合支干。在分配二火时，暑与火则各有其管理权限，且分别引发不同的疾病。所以，必须分开来论述。因此鬼臾区的说法不是个人私下悟到的观点，其实是听了我的论述后再进行推广。"

雷公说："我真的是无知呀！请用这个道理来指示世上不懂得君火和相火的人。"

陈士铎说："五行中只有一种火，六气中却有两种火，有两种火才能分配支干。支干虽然分配了，君、相二火其实随着六气的不同仍然存在着差异。论述其中几乎没有差异的差异，就在于阴、阳二火之间存在着差异。"

六气独胜篇第五十三

原文

雍父①问曰：天地之气，阴阳尽之乎？

岐伯曰：阴阳足以包天地之气也，虽然阴阳之中变化错杂，未可以一言尽也。

雍父曰：请言其变。

岐伯曰：六气尽之矣。

雍父曰：六气是公之已言也，请言所未言。

岐伯曰：六气之中有余不足，胜复②去留，奭区言之矣。尚有一端未言也，遇司天在泉之年不随天地之气转移，实有其故，不可不论也。

雍父曰：请悉论之。

岐伯曰：辰戌之岁太阳③司天，而天柱④不能窒抑之，此肝气之胜也。巳亥之岁厥阴⑤司天，而天蓬⑥不能窒抑之，此心气之胜也。丑未之岁太阴⑦司天，而天蓬不能窒抑之，此包络之气胜也。子午之岁少阴⑧司天，而天冲⑨不能窒抑之，此脾气之胜也。寅申之岁少阳⑩司天，而天英⑪不能窒抑之，此肺气之胜也。卯酉之岁阳明⑫司天，而天芮⑬不能窒抑之，此肾气之胜也。

雍父曰：司天之胜，予知之矣，请言在泉之胜。

岐伯曰：丑未之岁太阳在泉，而地晶⑭不能窒抑之，此肝胆之气胜也。寅申之岁厥阴在泉，而地玄⑮不能窒抑之，此心与小肠之气胜也。辰戌之岁太阴在泉，而地玄不能窒抑之，此包络三焦之气胜也。卯酉之岁少阴在泉，而地苍⑯不能窒抑之，此脾胃之气胜也。巳亥之岁少阳在泉，而地彤⑰不能窒抑之，此肺与大肠之气胜也。子午之岁阳明在泉，而地阜⑱不能窒抑之，此肾与膀胱之气胜也。

雍父曰：予闻顺天地之气者昌，逆天地之气者亡。今不为天地所窒抑，是逆天地矣，不夭而独存何也？

岐伯曰：顺之昌者，顺天地之正气也；逆之亡者，逆天地之邪气也，顺可逆而逆可顺乎？

雍父曰：同是人也，何以能独胜乎？

岐伯曰：人之强弱不同，纵欲与节欲异也。

雍父曰：善。

陈士铎曰：天蓬、地玄独有二者，正分其阴阳也。阴阳同而神亦同者，正显其顺逆也。可见宜顺不宜逆矣。

注 释

①雍父：黄帝的大臣，杵臼的发明者。

②胜复：胜即"胜气"，复即"复气"。胜复之气，即一年中之上半年若有太过的胜气，下半年当有与之相反的复气。胜是主动的，有强胜的意思；复是被动的，有报复的意思。胜复的一般规律是，凡先有胜，后必有所报复，以报其胜。

③太阳：指六气中的太阳寒水之气。五运六气学说中"六气"，即厥阴风木、少阴君火、太阴湿土、少阳相火、阳明燥金、太阳寒水。

④天柱：星名，为金正之宫，于此代表在天之金气。

⑤厥阴：指六气中的己亥风木之气。

⑥天蓬：星名，为水正之宫，于此代表在天之水气。

⑦太阴：指六气中的太阴湿土之气。

⑧少阴：指六气中的少阴君火之气。

⑨天冲：星名，为木正之宫，于此代表在天之木气。

⑩少阳：指六气中的少阳相火之气。

⑪天英：星名，为火正之宫，于此代表在天之火气。

⑫阳明：指六气中的阳明燥金之气。

⑬天芮：星名，为土正之宫，于此代表在天之土气。

⑭地晶：西方金司，于此代表在地之金气。

⑮地玄：北方水司，于此代表在地之水气。

⑯地苍：东方木司，于此代表在地之木气。

⑰地彤：南方火司，于此代表在地之火气。

⑱地阜：中央土司，于此代表在地之土气。

译 文

雍父问说："天地之气，用阴阳可以阐释清楚吗？"

岐伯说："阴阳足以包括天地之气。然而阴阳之中的变化错综复杂，一言半句很难说清楚。"

雍父问："请说明其中的变化。"

岐伯说："六气在之前已经讲清楚了。"

雍父问："六气您确实已经讲过了，请说一说没有讲过的。"

岐伯说："六气之中存在着有余和不足，胜复与去留。鬼臾区已经讲过了。还有一处没有讲到，遇到司天、在泉的年份，之所以不随天地之气转移，其实是有原因的，不能不加以论述。"

雍父说："请详细论述。"

岐伯说："辰戌之年（即甲辰、丙辰、戊辰、庚辰、壬辰、甲戌、丙戌、戊戌、庚戌、壬戌十个年份）六气中的太阳寒水司天，而天柱星不能抑制它，肝气就会胜复。巳亥之年（即乙巳、丁巳、己巳、辛巳、癸巳、乙亥、丁亥、己亥、辛亥、癸亥十个年份）厥阴风木司天，而天蓬星不能抑制它，心气就会胜复。丑未之年（即乙丑、丁丑、己丑、辛丑、癸丑、乙未、丁未、己未、辛未、癸未十个年份）太阴湿土司天，而天蓬星不能抑制它，包络之气就会胜复。子午之年（即甲子、丙子、戊子、庚子、壬子、甲午、丙午、戊午、庚午、壬午十个年份）少阴君火司天，而天冲星不能抑制它，脾气就会胜复。寅申之年（即甲寅、丙寅、戊寅、庚寅、壬寅、甲申、丙申、戊申、庚申、壬申十个年份）少阳相火司天，而天英星不能抑制它，肺气就会胜复。卯酉之年（即乙卯、丁卯、己卯、辛卯、癸卯、乙酉、丁酉、己酉、辛酉、癸酉十个年份）阳明燥金司天，而天芮星不能抑制它，肾气就会胜复。"

雍父说："司天的胜复，我已经知道了，请说明在泉的胜复。"

岐伯说："丑未之年（即乙丑、丁丑、己丑、辛丑、癸丑、乙未、丁未、己未、辛未、癸未十个年份）太阳寒水在泉，而地晶不能抑制它，肝胆之气就会胜复。寅申之年（即甲寅、丙寅、戊寅、庚寅、壬寅、甲申、丙申、戊申、庚申、壬申十个年份）厥阴风木在泉，而地玄不能抑制它，心与小肠之气就会胜复。辰戌之年（即甲辰、丙辰、戊辰、庚辰、壬辰、甲戌、丙戌、戊戌、庚戌、壬戌十个年份）太阴湿土在泉，而地玄不能抑制它，包络三焦之气就会胜复。卯酉之年（即乙卯、丁卯、己卯、辛卯、癸卯、乙酉、丁酉、己酉、辛酉、癸酉十个年份）少阴君火在泉，而地苍不能抑制它，脾胃之气就会胜复。巳亥之年（即乙巳、丁巳、己巳、辛巳、癸巳、乙亥、丁亥、己亥、辛亥、癸亥十个年份）少阳相火在泉，而地彤不能抑制它，肺与大肠之气就会胜复。子午之年（即甲子、丙子、戊子、庚子、壬子、甲午、丙午、戊午、庚午、壬午十个年份）阳明燥金在泉，而地阜不能抑制它，肾与膀胱之气就会胜复。"

雍父说："我听说顺天地之气的人昌盛，逆天地之气的人夭亡。如今不能被天地所节制，这是逆天地而行了，反而不夭亡而独存，为什么？"

岐伯说："顺从则昌盛，是因为顺天地的正气；逆行则衰亡，是因为逆天地的邪气。这不是顺可以变为逆、逆也可以变为顺吗？"

雍父问："同样是人，为什么有的人却能够独自胜任呢？"

岐伯说："人的体质强弱不同，放纵欲望与节制欲望存在着差异。"

雍父说："好。"

陈士铎说："天蓬与地玄唯独分为两个，就是为了区分它们的阴阳。阴阳相同，而神也相同，正显示出它们顺逆不同的特性。可见应当顺应而不应当逆行。"

三合篇第五十四

原文

雷公问曰：寒暑燥湿风火，此六气也。天地之运化何合于人而生病？

岐伯曰：五行之生化也。

雷公曰：人之五脏分金木水火土，彼此有胜负。而人病，此脏腑之自病也，何关于六气乎？

岐伯曰：脏腑之五行即天之五行、地之五行也，天地人三合而生化出矣。

雷公曰：请问三合之生化。

岐伯曰：东方生风，风生木，木生酸，酸生肝，肝生筋，筋生心；在天为风，在地为木，在体为筋，在气为柔①，在脏为肝；其性为暄②，其德③为和④，其用为动⑤，其色为苍，其化为荣，其虫毛⑥，其政⑦为散，其令宣发，其变摧拉，其眚⑧陨落，其味为酸，其志为怒；怒伤肝，悲胜怒，风伤肝，燥胜风，酸伤筋，辛胜酸，此天地之合人肝也。

南方生热，热生火，火生苦，苦生心，心生血，血生脾；在天为热，在地为火，在体为脉，在气为炎，在脏为心；其性为暑，其德为显，其用为燥，其色为赤，其化为茂，其虫羽，其政为明，其令郁蒸，其变炎烁，其眚燔炳⑨，其味为苦，其志为喜；喜伤心，恐胜喜，热伤气，寒胜热，苦伤气，咸胜苦，此天地之合人心也。

中央生湿，湿生土，土生甘，甘生脾，脾生肉，肉生肺；在天为湿，在地为土，在体为肉，在气为充，在脏为脾；其性静坚，其德为濡，其用为化，其色为黄，其化为盈，其虫倮，其政为谧⑩，其令云雨，其变动注，其眚淫溃，其味为甘，其志为思；思伤脾，怒胜思，湿伤肉，风胜湿，甘伤脾，酸胜甘，此天地之合人脾也。

西方生燥，燥生金，金生辛，辛生肺，肺生皮毛；在天为燥，在地为金，在体为皮毛，在气为成，在脏为肺；其性为凉，其德为清，其用为固，其色为白，其化为敛，其虫介，其政为劲，其令雾露，其变肃杀，其眚苍落，其味为辛，其志为忧；忧伤肺，喜胜忧，热伤皮毛，寒胜热，辛伤皮毛，苦胜辛，此天地之合人肺也。

北方生寒，寒生水，水生咸，咸生肾，肾生骨髓，髓生肝；在天为寒，在地为水，在体为骨，在气为坚，在脏为肾；其性为凛，其德为寒，其用为藏，其色为黑，其化为肃，其虫鳞，其政为静，其令为寒，其变凝冽，其眚冰雹，其味为咸，其志为恐；恐伤肾，思胜恐，寒伤血，燥胜寒，咸伤血，甘胜咸，此天地之合人肾也。五脏合金木水火土，斯化生之所以出也。天地不外五行，安得不合哉？

雷公曰：五行止五，不应与六气合也。

岐伯曰：六气即五行也。

雷公曰：五行五而六气六，何以相合乎？

岐伯曰：使五行止五，则五行不奇矣。五行得六气，则五行之变化无穷。余所以授六气之论，而鬼臾区乃肆言⑪之也。

雷公曰：六气之中，各配五行，独火有二，此又何故？

岐伯曰：火有君相之分耳，人身火多于水，五脏之中无脏非火也，是以天地之火亦多于金木水土也，正显天地之合于人耳。

雷公曰：大哉言乎！释蒙解惑，非天师之谓欤？请载登《六气》

之篇。

陈士铎曰：五行不外五脏，五脏即六气之论也。因五行止有五，唯火为二，故六气合二火而论之，其实合五脏而言之也。

注 释

①在气为柔：物体有刚有柔，阴阳二气在地生化金玉土石的气性是刚性的物体，化为草木水火的气性是柔性的形体。柔，柔软。

②暄：温暖之义。

③德：为各种具体事物的特殊性质或特殊规律。

④和：指平和、温和、缓和，此处可理解为气候上不冷不热。

⑤其用为动：指风、木、筋、肝等其作用均与运动密切相关。

⑥其虫毛：身上多毛动物，其胎孕生长与温和气候和多风季节以及地区有一定关系。

⑦政：职能。

⑧眚：过失，此指灾害。

⑨燔炳：焚烧之义。燔，烧烤；炳，焚烧易燃之物。

⑩谧：安宁、平静之义。

⑪肆言：言语轻慢，没有认真深入。

译 文

雷公问说："寒、暑、燥、湿、风、火，这是六气。天地的运气为什么会与人身相合而导致人生病呢？"

岐伯说："这是五行的生克变化的缘故。"

雷公说："人的五脏分为金、木、水、火、土，彼此存在着生克的关系。然而，人之所以得病，是脏腑自行发病导致的，为什么会与六气有关系呢？"

岐伯说："脏腑的五行就是天的五行和地的五行，天、地、人三者相合，然后变化就出现了。"

雷公说："请问天、地、人三合的变化。"

岐伯说："东方应春阳散而生风气，风气能使木类生长，木类能产生酸味，酸味滋养肝气，肝气滋养筋，肝气与筋调和，其气血又能滋养心脏；在天成为风，在地成为木，在人体为筋，在气为可使万物柔和，在内脏为肝；它的性质是温暖，它的德行是和气，它的作用是运动，它的颜色是青色，它的变化是营血，它的昆虫是毛虫，它的职能是发散，它的号令是宣发，它的化生是摧拉，它的灾害是陨落，它的味道是酸味，它的情志是愤怒；愤怒伤害肝脏，悲忧胜过愤怒，风气伤害肝脏，干燥胜过风气，酸味伤害筋络，辛味胜过酸味。这是天地与人的肝脏相合。

"南方应夏阳极而生热气，热盛则生火，火气能生苦味，苦味可滋养心脏，心脏能生血脉，血脉可滋养脾脏；在天为六气中的热气，在地为五行中的火气，在人体为脉，在气为可使万物繁茂，在内脏为心；它的性质是暑热，它的德行是显明，它的作用是燥热，它的颜色是红色，它的化生是繁茂，它的昆虫是羽虫，它的职能是显明，它的号令是郁蒸，它的变化是炎热，它的灾害是闷热，它的味道是苦味，它的情志是喜悦；喜悦伤害心气，恐惧胜过喜悦，炎热伤害元气，寒气胜过热气，苦味损伤元气，咸味胜过苦味。这是天地与人的心脏相合。

"中央应长夏气候多雨阴阳交而生湿气，湿气能滋养土气，土气能滋生甜味，甜味可滋养脾脏，脾脏可滋养肌肉，肌肉可滋养肺脏；在天为六气中的湿气，在地为五行中的土气，在人体为肌肉，在气为可使万物充实，在内脏为脾脏；它的性质是沉静坚实，它的德行是濡润，它的作用是变化，它的颜色是黄色，它的化生是充盈，它的昆虫是倮（裸）虫，它的职能是宁静，它的号令是云雨，它的变动是注入，它的灾害是淫渍，它的味道是甘味，它的情志是思虑；思虑伤害脾脏，愤怒胜过思虑，湿气伤害肌肉，风气胜过湿气，甘味损伤脾胃，酸味胜过甘味。这是天地与人的脾脏相合。

"西方应秋阴止以收而生燥气，燥气能滋生金气，金气能滋生辛味，辛味能滋养肺脏，肺气能滋养皮肤和须发；在天为六气中的燥气，在地为五行中的金气，在人体为皮毛，在气为可使万物成熟，在内脏为肺；它的性质是清凉，它的德行是清肃，它的作用是固持，它的颜色是白色，它的化生是收敛，它的昆虫是介虫，它的职能是劲急，它的号令是雾露，它的变化是肃杀，它的灾害是苍落，它的味道是辛味，它的情志是忧虑；忧虑伤害肺，喜悦胜过忧虑，炎热伤害皮肤毛发，寒冷胜过炎热，辛味损伤皮肤毛发，苦味胜过辛味。这是天地与人的肺脏相合。

"北方应冬阴极而生寒气，寒气能滋生水，水能滋生咸味，咸味能滋养肾脏，肾脏滋生骨髓，骨髓滋养肝脏；在天为六气中的寒气，在地为五行中的水气，在人体为骨骼，在气为可使万物坚硬，在脏为肾；它的性质是凛冽，它的德行是寒冷，它的作用是收藏，它的颜色是黑色，它的化生是肃静，它的昆虫是鳞虫，它的职能是静穆，它的号令是寒冷，它的变化是凝冽，它的灾害是冰雹，它的味道是咸味，它的情志是恐惧；恐惧伤害肾脏，思虑胜过恐惧，寒冷伤害血液，干燥胜过寒冷，咸味损伤血液，甘味胜过咸味。这是天地与人的肾脏相合。五脏分别与金木水火土相合，这是变化产生的原因。天地无非就是五行，怎么会不相合呢？"

雷公说："五行只有五气，不应当与六气相合啊！"

岐伯说："六气就是五行。"

雷公说："五行只有五而六气有六，怎么相合呢？"

岐伯说："假如五行只有五，那么五行也就不神奇了。五行得到六气的配合，五行才能变化无穷。这就是我传授六气的原因，而鬼臾区说话无所顾忌，言语太肆意。"

雷公说："六气分别配合一种五行，唯独火有两个，这又是什么原因呢？"

岐伯说："火有君火和相火的分别，人身中火多于水，五脏之中没有哪一个脏中没有火，因此天地之火比金、木、水、土多，这正显示了天地与人相合的道理。"

雷公说："这些话的道理真大啊！解释愚昧与疑惑，除了天师还有谁呢？请登载在《六气篇》。"

陈士铎说："五行不外乎是五脏而已，五脏也就是六气的论述。因为五行只有五种，唯独火有两类，因此六气配合两类火来论述，其实就是与五脏结合起来论述。"

第七卷

四时六气异同篇第五十五

原 文

天老问曰：五脏合五时①，六经应六气②，然《诊要经终篇》以六气应五脏而终于六经，《四时刺逆从论》以六经应四时而终于五脏，《诊要篇》以经脉之生于五脏而外合于六经，《四时刺逆从论》以经脉本于六气而外连于五脏，何也？

岐伯曰：人身之脉气，上通天，下合地，未可一言尽也，故彼此错言③之耳。

天老曰：章句同而意旨异，不善读之，吾恐执而不通也。

岐伯曰：医统天地人以立论。不知天，何知地？不知地，何知人？脉气循于皮肉筋骨之间，内合五行，外合六气，安得一言而尽乎？不得不分之，以归于一也。

天老曰：请问归一④之旨。

岐伯曰：五时之合五脏也，即六气之合五脏也；六气之应六经也，即五时之应六经也。知其同，何难知异哉！

天老曰：善。

陈士铎曰：何尝异，何必求同；何尝同，不妨言异。人惟善求之可耳。

注 释

①五脏合五时：即肝、心、脾、肺、肾五脏，配合春、夏、长夏、秋、冬五时。

②六经应六气：即太阳、少阳、阳明、太阴、少阴、厥阴六经，配合风、寒、暑、湿、燥、火六气。

③彼此错言：即彼此交错不同的说法，并非错误之说法。

④归一：返回到一处。

译 文

天老请问说："五脏配合五时，六经对应六气，然而《素问·诊要经终篇》以六气对应五脏而终结于六经，《素问·四时刺逆从论》以六经对应四时而终结于五脏，《素问·诊要经终篇》以经脉生于五脏而在外与六经相合，《素问·四时刺逆从论》认为脉的根本在六气而在外连接到五脏，这是为什么呢？"

岐伯说："人身的脉气，在上与天相通，在下与地相合，不可能用一句话说清楚，因此相互综合进行论述。"

天老说："虽然章句相同，但是意思有差别，不善于阅读的人，恐怕会固执很难融会贯通。"

岐伯说："医道以天、地、人为立论。不知道天，怎么知道地？不知道地，怎么知道人？经脉之气循行在皮肉筋骨之间，在内与五行相合，在外与六气相合，怎么可能用一句话讲得完呢？因此，不得不将它们分别加以论述，最后再将它们归而为一。"

天老说："请问归而为一的道理。"

岐伯说："五时与五脏相合，也就是六气与五脏相合；六气对应于六经，也就是五时对应于六经。如果知道它们的相同之处，也就不难知道它们的差异了。"

天老说："好。"

陈士铎说："为什么会有差异呢，何必要求它们相同；怎么会相同呢，不妨说明它们的差异。人只要善于求索，没有实现不了的目标！"

司天在泉分合篇第五十六

原文

天老问曰：司天在泉，二气相合，主岁①何分？

岐伯曰：岁半以上，天气主之；岁半以下，地气主之。

天老曰：司天之气主上半岁乎？在泉之气主下半岁乎？

岐伯曰：然。

天老曰：司天之气何以主上半岁也？

岐伯曰：春夏者，天之阴阳也，阳生阴长，天之气也，故上半岁主之。

天老曰：在泉之气何以主下半岁也？

岐伯曰：秋冬者，地之阴阳也，阴杀阳藏②，地之气也，故下半岁主之。

天老曰：一岁之中，天地之气截然分乎？

岐伯曰：天地之气，无日不交。司天之气始于地之左，在泉之气本乎天之右，一岁之中，互相感召③，虽分而实不分也。

天老曰：然则，司天在泉何必分之乎？

岐伯曰：不分言之，则阴阳不明，奚以得阴中有阳、阳中有阴之义乎。司天之气始于地而终于天，在泉之气始于天而终于地，天地升降环转不息，实有如此，所以可合而亦可分之也。

天老曰：司天之气何以始于地？在泉之气何以始于天乎？

岐伯曰：司天之气始于地之左，地中有天也；在泉之气始于天之右，天中有地也。

天老曰：善。

陈士铎曰：司天在泉，合天地以论之，才是善言天地者。

注释

①岁：年，周代以前称年为岁，取岁星运行一次之意。

②阴杀阳藏：秋冬肃杀之气为阴杀，真阳之气藏匿不泄为阳藏。

③感召：相互感应招召，即既有无形之气的感应，又有有形之物之招召。

译文

天老问说："司天与在泉二气相互配合所主管的一年，该怎么区别呢？"

岐伯说："上半年，由司天的天气主管；下半年，由在泉的地气主管。"

天老问："是说司天之气主管上半年，在泉之气主管下半年吗？"

岐伯说："对的。"

天老说："为什么司天之气主管上半年呢？"

岐伯说："春天和夏天，代表天气的阴阳。阳气生发，阴气滋长，就是属于天之气，因此司天之气主管上半年。"

天老说："为什么在泉之气主管下半年呢？"

岐伯说："秋天和冬天，代表地气的阴阳。阴气肃杀，阳气藏匿，就是属于地之气，因此在泉之气主管下半年。"

天老说："一年之中，天气与地气会截然分开吗？"

岐伯说："天气与地气，没有一天不相交。司天之气起始于地气的左边，在泉之气起始于天气的右边，一年之中互相感应和召唤，虽然形式上分开，但实际上却并未分开。"

天老说："那么，司天和在泉又何必分开呢？"

岐伯说："如果不分开来论述，阴阳就会不明，怎么能够使人明白阴中有阳、阳中有阴的道理呢？司天之气起始于地而终止于天，在泉之气起始于天而终止于地。天气与地气始终不息地上下升降，环转不停，其实正是如此，所以司天和在泉既可以相合，也可以分开。"

天老说："为什么司天之气会起始于地，在泉之气会起始于天？"

岐伯说："司天之气起始于地气的左侧，地中有天的体现；在泉之气起始于天气的右侧，天中有地的体现。"

天老说："好。"

陈士铎说："司天和在泉，与天地结合起来论述，才是善于论述天地啊！"

从化篇第五十七

(原 文)

天老问曰：燥从热发，风从燥起，埃从风生，雨从湿注，热从寒来，其故何欤^①？

岐伯曰：五行各有胜，亦各有制也。制之太过，则受制者应之，反从其化也^②。所以热之极者，燥必随之，此金之从火也；燥之极者，风必随之，此木之从金也；风之极者，尘霾随之，此土之从木也；湿蒸之极者，霖雨随之，此水之从土也；阴寒之极者，雷电随之，此火之从水也。乃承制相从之理，何足异乎^③？

天老曰：何道而使之不从^④乎？

岐伯曰：从火者润其金乎，从金者抒其木乎，从木者培其土乎，从土者导其水乎，从水者助其火乎，毋不足，毋有余，得其平而不从矣。

天老曰：润其金而金仍从火，抒其木而木仍从金，培其土而土仍从木，导其水而水仍从土，助其火而火仍从水，奈何？

岐伯曰：此阴阳之已变，水火之已漓，非药石针灸之可疗也⑤。

陈士铎曰：言浅而论深。

注 释

①其故何钦：其中之缘故为何？非昏昏之问也。

②制之太过，则受制者应之，反从其化也：施治者贵在"不过"，必知"太过"则有反作用之害。

③乃承制相从之理，何足异乎："承受"与"制约"乃必然之理，故不足异。

④不从：不出现这种异常的相克现象。

⑤非药石针灸之可疗也：命根竭绝，人之将死，何可救药？

译 文

天老问说："燥是从热生发的，风是从燥源起的，尘埃是从风中生发的，雨是从湿气下注的，热是从风寒入里来的，这是什么原因呢？"

岐伯说："五行各有它的优胜之处，也各有它的制约因素。制约太过，那么被制约的就会与之相适应，反而随着制约产生变化。所以，热势到了极点，燥气必然相随，这是金随着火而变化；干燥到了极点，风必然相随，这是木随着金而变化；狂风到了极点，尘埃就会产生，这是土随着木而变化；湿热熏蒸到了极点，大雨必然相随，这是水随着土而变化；阴寒到了极点，雷电必然相随，这是火随着水而变化。这是承受与制约相互跟随的道理，有什么值得怪异的呢？"

天老说："有什么方法可以使它不跟从呢？"

岐伯说："跟从火的滋润它的金气，跟从金的抒发它的木气，跟从木的培植它的土气，跟从土的疏导它的水气，跟从水的助长它的火气，不要不足，也不要有余，得到平气就不会跟从了。"

天老说："滋润金气而金仍然跟从火，抒发木气而木仍然跟从金，培植土气而土仍然跟从木，疏导水气而水仍然跟从土，助长火气而火仍然跟从水，怎么办呢？"

岐伯说："这是阴阳已经产生了变化，水火已经分离，并不是可以用药物、砭石、针灸治疗了。"

陈士铎说："语言虽然浅近，但道理却非常深奥。"

冬夏火热篇第五十八

【原 文】

胡孔甲问于岐伯曰：冬令严冷凛冽之气逼人肌肤，人宜畏寒①，反生热证，何也？

岐伯曰：外寒则内益热也。

胡孔甲曰：外寒内热，人宜同病，何故独热？

岐伯曰：肾中水虚，不能制火，因外寒相激而火发也。人身无脏非火，无腑非火也，无不藉肾水相养。肾水盛则火藏，肾水涸则火动。内无水养则内热已极，又得外寒束之，则火之郁气一发，多不可救。

胡孔甲曰：火必有所助而后盛，火发于外，外无火助，宜火之少衰，乃热病发于夏转轻，发于冬反重，何也？

岐伯曰：此正显火郁之气也。暑日气散而火难居，冬日气藏而火难泄。难泄而泄之，则郁怒之气所以难犯而转重也。

胡孔甲曰：可以治夏者治冬乎？

岐伯曰：辨其火热之真假②耳，毋论冬夏也。

胡孔甲曰：善。

陈士铎曰：治郁③无他治之法，人亦治郁而已矣。

注 释

①人宜畏寒：即人应当出现惧怕寒冷之象。

②辨其火热之真假：辨别火热的真假，即辨别是虚火还是实火。热有内热、外热。真热即外热与内热，又称实热与虚热；假热即真寒假热，其产生机理是阴寒内盛、格阳于外，反见热象，但热象是假，阳虚寒盛才是疾病的本质。

③郁：指郁火、郁热。

译 文

胡孔甲请问岐伯说："冬天严寒冷洌之气侵逼人体的肌肤，人体应当出现畏寒的症状，如今反而出现发热的症状，这是为什么呢？"

岐伯说："外面天气寒冷，人体内部热气反而就会更加严重。"

胡孔甲说："外寒内热的情况下，人们应当同时发病，可是为什么只有一些人会发热呢？"

岐伯说："因为肾中的水虚弱，不能制伏火热之气，又因为外来寒气的刺激，从而使内热发生。人身的五脏无非是火，六腑无非也是火，无一不是借助肾水来滋养。肾水旺盛火气就隐藏在体中，肾水干涸火气就会妄动。体内没有水的滋养，内热已达到极点，又遇到外寒来束缚，那么火的郁气一发动，多数人就不能挽救了。"

胡孔甲说："火必然因有所助长才会充盛。火发生在外面，如果外面没有火的帮助，火就应当衰退。但是内热病发生在夏天的时候比较轻，而发生在冬天的时候反而比较严重，这是为什么呢？"

岐伯说："这正是显示火的郁气。在暑热的夏季，真气容易发散，火气难以滞留在身内；冬天真气内藏，火气难以散发。如果难以散发而勉强散发了，那么郁怒之气因此难以制伏，转而加重。"

胡孔甲说："可以用治疗夏天火热的方法来治疗冬天的火热吗？"

岐伯说："治疗时只需要辨别火热的真与假即可，不必论冬天和夏天。"

胡孔甲说："好。"

陈士铎说："治疗郁热并没有其他特殊的方法，也只是努力解除郁热而已。"

暑火二气篇第五十九

原　文

祝融问于岐伯曰：暑与火皆热证也，何六气分为二乎？

岐伯曰：暑病成于夏，火病四时皆有，故分为二也。

祝融问曰：火病虽四时有之，然多成于夏，热蕴于夏而发于四时，宜暑包之矣。

岐伯曰：火不止成于夏，四时可成也。火宜藏不宜发，火发于夏日者，火以引火也。其在四时虽无火之可发，而火蕴结于脏腑之中，每能自发，其酷烈之势较外火引之者更横①，安可谈暑而不谈火乎。

祝融曰：火不可发也，发则多不可救，与暑热之相犯有异乎？

岐伯曰：暑与火热同而实异也②。惟其不同，故夏日之火，不可与春秋冬之火共论。唯其各异，即夏日之暑不可与夏日之火并举也。盖火病乃脏腑自生之热，非夏令暑热所成之火，故火症生于夏，仍是火症，不可谓火是暑，暑即是火也。

祝融曰：暑、火非一也，分二气宜矣。

陈士铎曰：暑与火不可并论，独吐至理。

注　释

①横：粗暴、凶猛。

②暑与火热同而实异也：暑热之气与火热之气，热气相同，实际上还是有区别的。

译 文

祝融请问岐伯说："暑热与火热都是热证，为什么在六气中要分为两种呢？"

岐伯说："暑热的病只发生在夏天，火热的病四时都有发生，因此分为两种。"

祝融说："火热的病虽然四时都有，然而多数是发生在夏天，火热蕴藏在夏天而发生在四季，应当包括暑热了。"

岐伯说："火热病不只发生在夏天，一年四季都可能发生。火气应当蕴藏而不应当发泄，火热发生在夏天，是由外来之火引起的。其实在四季，虽然没有外来之火引发，然而火热蕴结于脏腑之中，经常能够自动发生，它的酷烈之势，与外来之火引发的情况相比更为凶猛，怎么可以只谈论暑热而不谈论火热呢？"

祝融说："火热之气不能发动，发动后多数不能救治。这与暑热的侵犯有差异吗？"

岐伯说："暑热与火热看似相同，其实是有差异的。正因为存在差异，因此夏天的火不可以与春、秋、冬的火一起来论述。正因为它们存在差异，夏季的暑热就不可以与夏季的火热一起论述。这是因为火热病是脏腑自生的热气，不是夏季暑热所形成的火气，因此火证发生在夏天仍然是火证，不能认为火就是暑，也不能认为暑就是火。"

祝融说："暑与火确实不是一种，应当分为两种。"

陈士铎说："暑热与火热不能相提并论，关键的道理在这里得到了独特的论述。"

阴阳上下篇第六十

〔原 文〕

常伯①问于岐伯曰：阳在上、阴在下，阳气亦下行乎？

岐伯曰：阴阳之气上下相同，阳之气未尝不行于下也。

常伯曰：寒厥到膝不到巅，头痛到巅不到膝，非阴气在下，阳气在上之明验乎？

岐伯曰：阴气生于阳，阳气生于阴，盖上下相通无彼此之离也，阳气从阴出于经脉之外，阴气从阳入于经脉之中，始得气血贯通，而五脏七腑无不周遍也。寒厥到膝，阳不能达也，非阳气专在上而不在下也；头痛到巅，阴不能降也，非阴气专在下而不在上也。天地不外阴阳，天地之阴阳不交，则寒暑往来，收藏生长咸②无准实，人何独异哉？

陈士铎曰：阳宜达，阴宜降也。二者相反，则达者不达，降者不降矣。论理阳之达有降之势，阴之降有达之机，总贵阴阳之不可反也。

〔注 释〕

①常伯：黄帝的臣子。后来，常伯成为皇帝近臣的泛称，指帝王左右的近臣。

②咸：都，皆。

〔译 文〕

常伯请问岐伯说："阳气在上，阴气在下，阳气也能够下行吗？"

岐伯说："阴阳之气上下相同，阳气并不是不能下行。"

常伯说："寒厥的症状发展到膝盖而不上行到头顶，头痛到头顶而不下到膝盖，这不是阴气在下、阳气在上的明证吗？"

岐伯说："阴气生于阳，阳气生于阴，因为上下相通，彼此不相分离。阳气随着阴气运行到经脉之外，阴气随着阳气进入经脉之中，才能气血贯通，使得五脏七腑都能得到滋养。寒厥到膝盖，是阳气不能到达，并不是阳气专在上而不在下；头痛在头顶，是阴气不能下降，并不是阴气专在下而不在上。天地不外乎阴阳二气，天地的阴阳不交，那么寒暑往来、收藏生长都没有准则了，人又怎么会唯独有差异呢？"

陈士铎说："阳气应当上达，阴气应当下降。如果二者相反，那么应当上达的不上达，应当下降的就不下降了。从理论上来讲，阳气的上达也有着下降的趋势，阴气的下降也有着上达的动机。总之，重要的是阴阳的运行不能完全相反。"

营卫交重篇第六十一

原　文

雷公曰：阳气出于卫气①，阴气出于营气②。阴主死，阳主生。阳气重于阴气，宜卫气重于营气矣。

岐伯曰：营卫交重也。

雷公曰：请问交重之旨。

岐伯曰：宗气③积于上焦④，营气出于中焦⑤，卫气出于下焦⑥。盖有天地，有阳气，有阴气。人禀天地之二气，亦有阴阳。卫气即阳也，由下焦至中焦，以升于上焦，从阴出阳也；营气即阴也，由中焦至上焦，以降于下焦，从阳入阴也。二气并重，交相上下，交相出入，交相升降，而后能生气于无穷也。

雷公曰：阴阳不可离，予既已知之矣，但阴气难升者谓何？

岐伯曰：阴气精专⑦，必随宗气以同行于经隧之中，始于手太阴肺经太渊穴，而行于手阳明大肠经、足阳明胃经、足太阴脾经、手少阴心经、手太阳小肠经、足太阳膀胱经、足少阴肾经、手厥阴心包经、手少阳三焦经、足少阳胆经、足厥阴肝经，而又始于手太阴肺经。盖阴在内不在外，阴主守内，不主卫外，纡折⑧而若虽升实无曷之不升也。故营卫二气，人身并重，未可重卫轻营也。

雷公曰：善。

陈士铎曰：营、卫原并重也。世重卫而轻营者，不知营卫也。

注 释

①卫气：运行于脉外之气，起着护卫肌表、温养脏腑、调控腠理之作用。

②营气：与血共行于脉中之气，与血关系甚密，不可分离，故常称营血；营气又起着营养的作用，故又称荣气。

③宗气：宗气为积于胸中之气，宗气积聚之处为"气海"，又称"膻中"。宗气有走息道以行呼吸，贯心脉以行气血之作用。

④上焦：横膈以上胸部，包括心、肺及头面部，称为上焦。

⑤中焦：膈以下，脐以上的上腹部。

⑥下焦：胃以下的部位和脏器，包括大肠、小肠、胃、膀胱等。

⑦精专：纯一而不纷杂。

⑧纡折：屈曲、曲折之意。

译 文

雷公说："阳气表现为卫气，阴气表现为营气。阴气主管死亡，阳气主管生发。那么阳气的重要性大于阴气，相应的卫气的重要性就大于营气了。"

岐伯说："营气与卫气交相并重。"

雷公说："请问交相并重的含义是什么？"

岐伯说："宗气积聚在上焦，营气出于中焦，卫气出于下焦。因为有天地，有阳气，有阴气。而人禀受天地的二气，所以也有阴阳二气。卫气就是阳气，由下焦到达中焦，又上升到上焦，这是从阴出阳；营气就是阴气，由中焦到达上焦，再下降到下焦，这是从阳入阴。二气同样重要，相互上下，相互出入，相互升降，然后才能产生无穷的生气。"

雷公说："阴阳不可以分离，我已经知道了，但是阴气难以上升，这是为什么？"

岐伯说："阴气纯一而不纷杂，必须随着宗气一起运行在经络之中，从手太阴肺经的太渊穴开始，循行于手阳明大肠经、足阳明胃经、足太阴脾经、手少阴心经、手太阳小肠经、足太阳膀胱经、足少阴肾经、手厥阴心包经、手少阳三焦经、足少阳胆经、足厥阴肝经，然后再从手太阴肺经开始。因为阴气在内不在外，所以阴气主管守里面，不负责防卫外面，其运行曲折，似乎难以上升，但实际上却无时无刻不在上升。因此营气和卫气，对于人身都是很重要的，不能只重视卫气而轻视营气啊！"

雷公说："好。"

陈士铎说："营气和卫气原本是同等重要的。但世上有的人重视卫气而轻视营气，这是没能认识到营气和卫气的同等重要性啊。"

五脏互根篇第六十二

原　文

雷公问于岐伯曰：阳中有阴，阴中有阳，余既知之矣。然论阴阳之变迁也，未知阴中有阳，阳中有阴，亦有定位①乎？

岐伯曰：阴阳互相根也，原无定位。然求其位，亦有定也。肺开窍于鼻，心开窍于舌，脾开窍于口，肝开窍于目，肾开窍于耳，厥阴与督脉会于巅，此阳中有阴，阴居阳位也。肝与胆为表里，心与小肠为表里，肾与膀胱为表里，脾与胃为表里，肺与大肠为表里，包络与三焦为表里，此阴中有阳，阳居阴位也。

雷公曰：请言互根之位。

岐伯曰：耳属肾而听声，声属金^②，是耳中有肺之阴也。鼻属肺而闻臭，臭属火^③，是鼻中有心之阴也。舌属心而知味，味属土^④，是舌中有脾之阴也。目有五轮，通贯五脏，脑属肾^⑤，各会诸体，是目与脑有五脏之阴也。大肠俞在脊十六椎旁，胃俞在脊十二椎旁，小肠俞在脊第十八椎，胆俞在脊十椎旁，膀胱俞在中膂第二十椎，三焦俞在肾俞之上、脊第十三椎之旁，包络无俞，寄于膈俞，在上七椎之旁，是七腑阳中有阴之位也。惟各有位，故其根生生不息也，否则虚器^⑥耳，何根之有哉。

雷公曰：善。

陈士铎曰：阴中有阳，阳中有阴，无位而有位者，以阴阳之有根也。

注 释

①定位：定为留止，位为居处，定位即留止在规定的居处。如肺定位在鼻，即肺在外的表现，留止在鼻的规定居处。

②声属金：肺开窍于鼻，鼻与喉相通而联于肺，鼻与喉为呼吸、发声之门户，鼻的嗅觉与喉的发声，皆是肺气之作用；故肺气和、呼吸利，则嗅觉灵敏，声音能彰，故声属金，金即肺，五行所属。

③臭属火：血和脉皆属于心，心主血，肺主气。鼻闻臭是肺气的功能，其所以闻臭主要肺气通过血行，以心主神明与心主血脉之功能，以知气味，别气味，故臭属火，火即属心也。

④味属土：舌为心之苗，其功能主司味觉与语言，此二者的功能赖于心主血脉与心主神明的生理功能，若心的生理功能异常，即可导致味觉改变。心主血，脾统血，脾又为气血生化之源，故心脾关系甚密。脾在志为思与心主神明有关，若思虑过度，即不思饮食，口舌无味。故味

虽出于舌，而实缘于脾，脾属土，故味属土也。

⑤脑属肾：脑由肾所生之髓汇聚而成。髓有骨髓、脊髓和脑髓之分，三者皆为肾精所化，肾中精气充盈，髓海得养，则脑发育健全，故脑属肾。

⑥虚器：虚其功能，即脏腑功能的衰退，说明其根基之有无也。

译文

雷公请问岐伯说："阳中有阴，阴中有阳，这我已经知道了。然而论述阴阳的变迁，却不知道阴中有阳，阳中有阴，也有固定的位置吗？"

岐伯说："阴阳互相以对方为根本，本来没有固定的位置。但是，如果要探寻它们的位置，也是可以固定的。肺开窍于鼻，心开窍于舌，脾开窍于口，肝开窍于目，肾开窍于耳，足厥阴肝经与督脉交会于头顶，这是阳中有阴，阴气居于阳位。肝与胆为表里，心与小肠为表里，肾与膀胱为表里，脾与胃为表里，肺与大肠为表里，包络与三焦为表里，这是阴中有阳，阳气居于阴位的配属关系。"

雷公说："请说明五脏互相作为根源的位置。"

岐伯说："耳属于肾，主听声音，声则属于金，金就是肺，这是耳中有肺之阴气的体现。鼻属于肺，主闻香嗅气，嗅则属于火，火就是心，这是鼻中有心之阴气的体现。舌属于心，主管品尝味道，味道则属于土，土就是脾，这是舌中有脾之阴气的体现。眼睛内有五轮，贯通五脏，脑则属于肾，会合身体的各个部分，这是眼睛与脑中有五脏之阴气的体现。大肠俞在脊柱的第十六椎旁边，胃俞在脊柱的第十二椎旁边，小肠俞在脊柱的第十八椎旁边，胆俞在脊柱的第十椎旁边，膀胱俞在中膂的第二十椎，三焦俞在肾俞之上、脊柱的第十三椎旁边，包络没有俞，寄居在膈俞，在脊柱上部的第七椎旁边，这是七腑阳中有阴的位置。正是由于它们各有其位，因此它们的根源才能生生不息，否则脏腑功能衰退了，就成为虚无的脏器了，还有什么根呢？"

雷公说："好。"

陈士铎说："阴中有阳，阳中有阴，彼此之间形式上没有位置，其实是有位置的，因为阴阳互为根本。"

八风固本篇第六十三

原 文

雷公问于岐伯曰：八风出于天乎，出于地乎，抑出于人乎？

岐伯曰：八风出于天地，人身之五风合而成病，人无五风，天地之风不能犯也。

雷公曰：请问八风之分天地也。

岐伯曰：八风者，春夏秋冬，东西南北之风也。春夏秋冬之风，时令之风也，属于天。东西南北之风，方隅①之风也，属于地。然而地得天之气，风乃长；天得地之气，风乃大。是八风属于天地，可分而不可分也。

雷公曰：人之五风，何以合天地乎？

岐伯曰：五风者，心肝脾肺肾之风也，五脏虚而风生矣。以内风召外风，天地之风始翕然相合。五脏不虚，内既无风，外风何能入乎。

雷公曰：风既入矣，祛外风乎？抑消内风乎？

岐伯曰：风由内召，不治内将何治乎？

雷公曰：治内风，而外风不散奈何？

岐伯曰：内风不治，外风益入，安得散乎？治脏固其本②，治风卫其标③，善治八风者也。

雷公曰：何言之善乎！请志之，传示来者。

陈士铎曰：小风之来，皆外感也，外感因于内招。故单治内不可也，单治外亦不可也。要在分之中宜合，合之中宜分也。

208

注 释

①方隅：即东、南、西、北四方，及东南、西南、西北、东北四隅。

②治脏固其本：即治疗五脏之五风应当扶其根本。固为巩固、扶正、补养之意，即补养五脏之意。

③治风卫其标：即治疗外风当顾护卫气。卫既表示保卫、卫护之意，又提示是人体之卫气即抗御外邪之肺卫之气。标与本是相对的，在治风当中，固本是根本，祛风实卫是标，非根本。

译 文

雷公请问岐伯说："八风是来源于天还是来源于地，抑或是来源于人呢？"

岐伯说："八风来源于天地，与人身的五风相合就会发病。如果人体中没有五风，那么天地的风就无法侵犯。"

雷公说："请问如何将八风分配给天地？"

岐伯说："所谓八风，指春、夏、秋、冬、东、西、南、北之风。春、夏、秋、冬之风，是时令之风，属于天。东、西、南、北之风，是方位之风，属于地。然而，地得到天的气，风才能长；天得到地的气，风才能大。因此，八风虽然分别属于天地，形式上可分，实际上不可分。"

雷公说："人体的五风，如何与天地的八风相合呢？"

岐伯说："所谓五风，指的是心、肝、脾、肺、肾的风，只有五脏虚弱的时候，内风才会产生。因为内风召感外风，天地之风才会开始与它相合。五脏如果不虚弱，身内就不会有风，外风又怎么能够进入呢？"

雷公说："外风既然进入人体了，到底是祛除外风呢？还是抑制和消除内风呢？"

岐伯说："外风是由人身内风召感而来的，如果不治内风，又将怎么治呢？"

雷公说："治疗内风，但是外风不消散，又该怎么办呢？"

岐伯说："如果内风得不到治疗，外风的入侵就会更加厉害，又怎么能够将其消散呢？治疗五脏之五风应当扶其根本，治疗外风当顾护卫气以治其标，这才是善于治疗八风的表现！"

雷公说："解说剖析得真好啊！请记载下来，传给后人。"

陈士铎说："外来的小风，都是外感的体现。外感的原因在于内召。因此仅单纯治疗内风是不行的，仅单纯治疗外风也是不行的。要点在于分别之中有相合，相合之中有分别。"

第八卷

八风命名篇第六十四

原文

少俞问岐伯曰：八风分春夏秋冬、东西南北乎？

岐伯曰：然。

少俞曰：东西南北不止四风，合之四时，则八风不足以概之也。

岐伯曰：风不止八，而八风实足概之。

少俞曰：何谓也？

岐伯曰：风从东方来，得春气也；风从东南来，得春气而兼夏气矣；风从南方来，得夏气也；风从西南来，得夏气而兼秋气矣；风从西方来，得秋气也；风从西北来，得秋气而兼冬气矣；风从北方来，得冬气也；风从东北来，得冬气而兼春气矣。此方隅时令①合而成八也。

少俞曰：八风有名乎？

岐伯曰：东风名和风也，东南风名薰风②也，南风名热风也，西南风名温风也，西风名商风③也，西北风名凉风也，北风名寒风也，东北风名阴风④也，又方隅、时令合而名之也。

少俞曰：其应病何如乎？

岐伯曰：和风伤在肝也，外病在筋；薰风伤在胃也，外病在肌；热风伤在心也，外病在脉；温风伤在脾也，外病在腹；商风伤在肺也，外病在皮；凉风伤在膀胱也，外病在营卫；寒风伤在肾也，外病在骨；阴风伤在大肠也，外病在胸胁。此方隅时令与脏腑相合而相感也。然而脏腑内虚，八风因得而中之。邪之所凑，其气必虚，非空言也。

少俞曰：人有脏腑不虚而八风中之者，又是何谓？

岐伯曰：此暴风猝中，不治而自愈也。

陈士铎曰：八风之来皆外感也，外感因于内召。故治内而外邪自散；若自外病者，不必治之。

注 释

①时令：犹言月令。岁时节令为时令，是古时按季节制定有关农事的政令。

②薰风：薰即香草的芳香，薰风即带有植物芳香的风，因春夏植物繁茂，特指初夏时的东南风。

③商风：商为五音之一。《礼记·月令》："孟秋之月，其音商（五音比于商）。"又，商属金，代西方，为秋声，因此，西方秋季之风称商风。

④阴风：阴冷、阴暗的天气所生之风。

译 文

少俞请问岐伯说："八风分为春、夏、秋、冬、东、西、南、北吗？"

岐伯说："是的。"

少俞说："东、西、南、北不止四风，与四时配合后，八风不足以概括啊。"

岐伯说："风虽然不止八种，但是八风实际上足以概括了。"

少俞说："怎么说呢？"

岐伯说："风从东方来，得到的是春天之气；风从东南来，得到的是春天之气并兼有夏天之气；风从南方来，得到的是夏天之气；风从西南来，得到的是夏天之气并兼有秋天之气；风从西方来，得到的是秋天之气；风从西北来，得到的是秋天之气并兼有冬天之气；风从北方来，得到的是冬天之气；风从东北来，得到的是冬天之气并兼有春天之气。这是方位与时令相配合而形成的八风。"

少俞说："这八种风有名称吗？"

岐伯说："东风称为和风，东南风称为薰风，南风称为热风，西南风称为温风，西风称为商风，西北风称为凉风，北风称为寒风，东北风称为阴风。这也是用方位与时令相配合来命名的。"

少俞说："它们对应的病又是怎么样呢？"

岐伯说："和风在体内伤害肝，在外病在筋；薰风在体内伤害胃，在外病在肌肉；热风在体内伤害心，在外病在脉；温风在体内伤害脾，在外病在腹；商风在体内伤害肺，在外病在皮肤；凉风在体内伤害膀胱，在外病在营卫；寒风在体内伤害肾，在外病在骨；阴风在体内伤害大肠，在外病在胸胁。这是方位、时令与脏腑配合而彼此感应。然而，脏腑内在虚弱，八风因此才得以侵入。风邪所凑集的地方，必是因为正气虚弱，这不是空泛的言论。"

少俞说："有的人脏腑并不虚弱，但还是受到了八风的伤害，这又是因为什么呢？"

岐伯说："这是猛烈的暴风突然伤害的缘故，就算是不治疗也会自然痊愈。"

陈士铎说："八风的入侵都是外感所致，外感的原因在于内召。因此，治疗体内症候外邪就会自然消散；如果是外来的病所致，则不必治疗。"

太乙篇第六十五

原 文

风后①问于岐伯曰：八风可以占疾病之吉凶乎？

岐伯曰：天人一理也，可预占以断之。

风后曰：占之不验何也？

岐伯曰：有验有不验者，人事之不同耳，天未尝不可占也。

风后曰：请悉言之。

岐伯曰：八风休咎②，无日无时不可占也。如风从东方来，寅卯辰时则顺，否则逆矣，逆则病。风从西方来，申酉戌时则顺，否则逆矣，逆则病。风从南方来，巳午未时则顺，否则逆矣，逆则病。风从北方来，亥子丑时则顺，否则逆矣，逆则病。

风后曰：予闻古之占风也，多以太乙之日为主③。

岐伯曰：无日无时不可占也，恐不可为训乎？占风以太乙日决病，所以验不验也④。

风后曰：舍太乙以占吉凶，恐不验更多耳。

岐伯曰：公何以信太乙之深也？

风后曰：太乙移日，天必应之风雨，风雨和则民安而病少，风雨暴则民劳而病多。太乙在冬至日有变，占在君；太乙在春分日有变，占在相；太乙在中宫日有变，占在相吏；太乙在秋分日有变，占在将；太乙在夏至日有变，占在民。所谓有变者，太乙居五宫之日，得非常之风也。各以其所主占之，生吉克凶，多不爽也。

岐伯曰：请言风雨之暴⑤。

风后曰：暴风南方来，其伤人也，内舍于心，外在脉，其气主热。暴风西南方来，其伤人也，内舍于脾，外在肌，其气主弱。暴风西方来，其伤人也，内舍于肺，外在皮肤，其气主燥。暴风西北方来，其伤人也，内舍于小肠，外在手太阳脉，脉绝则溢，脉闭则结不通，善暴死，其气主清。暴风从北方来，其伤人也，内舍于肾，外在骨与肩背之膂筋，其气主寒。暴风东北方来，其伤人也，内舍于大肠，外在两胁腋骨下及肢节，其气主温。暴风东方来，其伤人也，内舍于肝，外在筋经，其气主湿。暴风东南方来，其伤人也，内舍于胃，外在肌肉，其气主重着。言风，而雨概之矣。

岐伯曰：人见风辄病者，岂皆太乙之移日乎？执太乙以占风，执八风以治病，是泥于论风也。夫百病皆始于风^⑥，人之气血虚馁，风乘虚辄入矣^⑦，何待太乙居宫哉？

陈士铎曰：人病全不在大乙，说得澹而有味。

注 释

①风后：传说中黄帝臣子。黄帝得于海隅，拜为相。黄帝命风后作指南车，以辨别四方，遂擒蚩尤。黄帝时代预测风的官职人员，犹如当今之气象局官员。

②休咎：吉与凶；善与恶。

③予闻古之占风也，多以太乙之日为主：这是以风后为代表的"太乙占风术"的观点。

④占风以太乙日决病，所以验不验也：正因为以太乙占风术来确定疾病，才导致了有时准验有时不准验的情况。显然，太乙占风术用于诊断疾病存在着明显的缺陷。

⑤请言风雨之暴：知其拘泥，姑让其言之。天师明知风后拘泥于太乙占风之术，故意让其言之。

⑥夫百病皆始于风：风为阳邪，为百病之长，虚邪贼风是导致人体生病的首要原因。

⑦人之气血虚馁，风乘虚辄入矣：引发人体风病的主要原因是内因虚馁，邪风乘虚而入。如果正气内存，虚邪贼风岂能侵入？

译 文

风后请问岐伯说："八风可以用来占卜疾病的吉凶吗？"

岐伯说："天与人是一个道理，可以通过预测来诊断。"

风后说："占卜却不应验，这是为什么呢？"

岐伯说："有的应验，也有的不应验，这是因为人事的不同，并不是天时不可占卜。"

风后说："请详细说明。"

岐伯说："八风占卜疾病的吉凶，没有哪一天、哪一个时辰是不能占卜的。比如风从东方来，寅时、卯时、辰时为顺，否则就是逆了，逆就会得病。风从西方来，申时、酉时、戌时为顺，否则就是逆了，逆就会得病。风从南方来，巳时、午时、未时为顺，否则就是逆了，逆就会得病。风从北方来，亥时、子时、丑时为顺，否则就是逆了，逆就会得病。"

风后说："我听说古代对于风的占卜，多数情况下都是以太乙日为最佳之王道吉日。"

岐伯说："其实没有哪一天哪一个时辰不能占卜，这种说法恐怕不能作为法则。通过太乙日的风向占卜疾病，有应验的，也有不应验的。"

风后说："舍弃太乙日而占卜吉凶，恐怕不应验的情况会更多吧？"

岐伯说："你为什么会如此深信太乙日的占卜之术呢？"

风后说："太乙最佳王道吉日的改变，天必然出现相应的风雨。若是风雨和顺，民众就会平安而少得病；若是风雨狂暴，民众就会劳苦而多得病。太乙在冬至之日有变化，占卜会应验在君主；太乙在春分之日有变化，占卜会应验在臣相；太乙在中宫之日有变化，占卜会应验在官吏；太乙在秋分之日有变化，占卜会应验在大将；太乙在夏至之日有变化，占卜会应验在民众。所谓有变化，指的是太乙位于五宫的日子，将会遇到不正常的风。分别以它所主宰的日子进行占卜，相生就是吉，相克就是凶，大多数情况下都会应验的。"

岐伯说："请详细说明风雨的狂暴。"

风后说："暴风从南方来，其对人的伤害，在内位于心，在外位于脉，其气是热气。暴风从西南方来，其对人的伤害，在内位于脾脏，在外位于肌肉，其气是弱气。暴风从西方来，其对人的伤害，在内位于肺脏，在外位于皮肤，其气是燥气。暴风从西北方来，其对人的伤害，在内位于小肠，在外位于手太阳经，脉象断绝则溢满，脉象闭结则不通，往往会暴死，其气是清气。暴风从北方来，其对人的伤害，在内位于肾脏，在外位于骨与肩背的大筋，其气是寒气。暴风从东北方来，其对人的伤害，在内位于大肠，在外位于两胁腋骨下和四肢关节，其气是温气。暴风从东方来，其对人的伤害，在内位于肝脏，在外位于筋节，其气是湿气。暴风从东南方来，其对人的伤害，在内位于胃，在外位于肌肉，其气是重着之气。谈论风的时候，雨其实也包括其中。"

岐伯说："人遇到风往往都会得病，这怎么都是太乙日的迁移呢？执着于太乙来占卜风，执着于八风来治病，这是拘泥地论风。百病都是从风开始，人的气血虚衰，风气就会乘虚而入，为什么要等待太乙位于某宫呢？"

陈士铎说："人体发病与太乙的迁移毫无关系，说得浅淡而有意味。"

亲阳亲阴篇第六十六

原文

风后问于岐伯曰：风与寒异乎？

岐伯曰：异也。

风后曰：何异乎？

岐伯曰：风者，八风也；寒者，寒气也。虽风未有不寒者，要之风、寒各异也。

风后曰：风与寒有异，入人脏腑，亦有异乎？

岐伯曰：风入风府，寒不入风府也。

风后曰：其义何居？

岐伯曰：风阳邪，寒阴邪。阳邪主降，阴邪主升。主降者，由风府之穴而入，自上而下也；主升者，不由风府，由脐之穴而入，自下而上也。

风后曰：阴邪不从风府入，从何穴而入乎？

岐伯曰：风府之穴，阳经之穴也；脐之穴，阴经之穴也。阳邪从阳而入，故风入风门也；阴邪从阴而入，故寒入脐也。阳亲阳，阴亲阴①，此天地自然之道也。

风后曰：风穴招风，寒穴招寒。风门，风穴也，宜风之入矣。脐非寒穴也②，何寒从脐入乎？

岐伯曰：脐非寒穴，通于命门，命门火旺则寒不能入，命门火衰则腹内阴寒，脐有不寒者乎？阴寒之邪遂乘虚寒之隙③，夺脐而入矣，奚论寒穴哉？

风后曰：善。

陈士铎曰：阳邪入风府，阴邪入脐，各有道路也。

注 释

①阳亲阳，阴亲阴：阳邪亲合于阳穴，故风穴招风；阴邪亲合于阴穴，故寒穴招寒。

②脐非寒穴也：神阙穴虽然是阴穴，但是阴中有阳，对应于后天八卦的乾卦，因此不是寒穴。

③阴寒之邪遂乘虚寒之隙：阴寒之邪便会乘虚寒之隙，从神阙穴进入。因此，不论神阙穴是否为寒穴，都会感受寒气的侵袭。

译 文

风后请问岐伯说："风与寒有何差异吗？"

岐伯说："有差异。"

风后说："有什么差异呢？"

岐伯说："风，指的是八风；寒，指的是寒气。虽然风没有不寒冷的，但最关键的是它与寒有差异。"

风后说："风邪与寒邪有差异，那么它们侵入人的脏腑，也有差异吗？"

岐伯说："风邪侵入风府，寒邪则不能侵入风府。"

风后说："这是什么意思？"

岐伯说："风邪的特性属阳邪；寒邪的特性属阴邪。阳邪入侵之后的运行方向，因从上而入，故主管下降；阴邪入侵之后的运行方向，因从下而入，故主管上升。主管下降的由风府穴侵入，从上面往下面循行；主管上升的不从风府穴侵入，由肚脐的神阙穴侵入，从下面向上面循行。"

风后说："阴邪不从风府穴侵入，从什么穴位侵入呢？"

岐伯说："风府穴，是阳经的穴位；肚脐的神阙穴，是阴经的穴位。阳邪从阳位侵入，因此风邪从风门侵入；阴邪从阴位侵入，因此寒气从肚脐侵入。阳气与阳气相亲，阴气与阴气相亲，这是天地自然运行的道理。"

风后说："风穴招来风邪，寒穴招来寒邪。风门是风穴，风邪应当从中侵入；肚脐并不是寒穴，为什么寒邪会从肚脐侵入人体呢？"

岐伯说："肚脐虽然不是寒穴，可它连通命门，命门火旺时寒邪就不能侵入，命门火衰时腹内就会阴寒，肚脐哪会不寒呢？于是阴寒的邪气便乘着肚脐虚寒的空隙而从肚脐侵入，又怎么需要论述寒穴呢？"

风后说："好。"

陈士铎说："阳邪侵入风府穴，阴邪侵入肚脐的神阙穴，各有它们侵入的道路。"

异传篇第六十七

原 文

雷公问曰：各脏腑之病皆有死期^①，有一日即死者，有二三日死者，有四五日死者，有五六日至十余日死者，可晰言之乎？

岐伯曰：病有传经不传经之异，故死有先后也。

雷公曰：请问传经。

岐伯曰：邪自外来，内入脏腑，必传经也。

雷公曰：请问不传经。

岐伯曰：正气虚自病，则不传经也。

雷公曰：移寒移热，即传经之谓乎？

岐伯曰：移即传之义，然移缓传急②。

雷公曰：何谓乎？

岐伯曰：移者，脏腑自移；传者，邪不欲在此腑，而传之彼脏也。故移之势缓而凶，传之势急而暴，其能杀人则一也。

雷公曰：其传经杀人若何？

岐伯曰：邪入于心，一日死。邪入于肺，三日传于肝，四日传于脾，五日传于胃，十日死。邪入于肝，三日传于脾，五日传于胃，十日传于肾，又三日邪散而愈，否则死。邪入于脾，一日传于胃，二日传于肾，三日传于膀胱，十四日邪散而愈，否则死。邪入于胃，五日传于肾，八日传于膀胱，又五日传于小肠，又二日传于心则死。邪入于肾，三日传于膀胱，又三日传于小肠，又三日传于心则死。邪入于膀胱，五日传于肾，又一日传于小肠，又一日传于心则死。邪入于胆，五日传于肺，又五日传于肾，又五日传于心则死。邪入于三焦，一日传于肝，三日传于心则死。邪入于包络，一日传于胃，二日传于胆，三日传于脾，四日传于肾，五日传于肝，不愈则再传，再传不愈则死。邪入于小肠，一日传于膀胱，二日传于肾，三日传于包络，四日传于胃，五日传于脾，六日传于肺，七日传于肝，八日传于胆，九日传于三焦，十日传于大肠，十一日复传于肾，如此再传，不已则死。邪入于大肠，一日传于小肠，二日传于三焦，三日传于肺，四日传于脾，五日传于肝，六日传于肾，七日传于心则死。不传心仍传小肠，则生也。邪入于胆，往往不传，故无死期可定。然邪入于胆，往往如见鬼神③，有三四日即死者，此热极自焚也。

雷公曰：善。

陈士铎曰：移缓传急，确有死期可定，最说得妙。

注 释

①死期：为病重不治或难治之意，并非皆死。

②移即传之义，然移缓传急：转移与传变，含义大致相同，但是转移病情变化比较缓慢，而传变病情变化急重。

③鬼神：即一般指精神症状，如见神灵状。

译 文

雷公问说："各脏腑的病都有死期，有一天就死亡的，有两三天死亡的，有四五天死亡的，有五六天至十多天死亡的，可以详细解析吗？"

岐伯说："疾病有传经和不传经的差异，因此导致的死亡日期有先后的差异。"

雷公说："请问怎么传经？"

岐伯说："邪气从外面侵入脏腑，必然会传经的。"

雷公说："请问怎么不传经？"

岐伯说："若是人的正气虚损，自然就会发病，就不会传经了。"

雷公说："寒气的转移和热气的转移，就是所谓的传经吗？"

岐伯说："转移也有传变的意思，但是转移缓慢，而传变迅速。"

雷公说："这是什么道理呢？"

岐伯说："转移，指的是病气在同一个脏腑中的自行迁移；传变，指的是邪气从某个脏腑传到别的脏腑。因此，转移之势缓慢而凶险，传变之势迅速而凶暴，而能够导致人死亡的后果却是一样的。"

雷公说："传经是如何导致人死亡的呢？"

岐伯说："邪气侵入心，一天死亡。邪气侵入肺，三天传到肝，四天传到脾，五天传到胃，十天就会死亡。邪气侵入肝，三天传到脾，五天传到胃，十天传到肾，又经过三天，邪气解散病就会痊愈，否则就会死亡。邪气侵入脾，一天传到胃，两天传到肾，三天传到膀胱，十四天邪气解散就会痊愈，否则就会死亡。邪气侵入胃，五天传到肾，八天传到膀胱，又经过五天传到小肠，又经过两天传到心就会死亡。邪气侵入肾，三天传到膀胱，又经过三天传到小肠，又经过三天传到心就会死亡。邪气侵入膀胱，五天传到肾，又经过一天传到小肠，又经过一天传到心就会死亡。邪气侵入胆，五天传到肺，又经过五天传到肾，又经过五天传到心就会死亡。邪气侵入三焦，一天传到肝，三天传到心就会死亡。邪气侵入心包络，一天传到胃，两天传到胆，三天传到脾，四天传到肾，五天传到肝，不痊愈就会再次传变，再次传变不痊愈就会死亡。邪气侵入小肠，一天传到膀胱，两天传到肾，三天传到包络，四天传到胃，五天传到脾，六天传到肺，七天传到肝，八天传到胆，九天传到三焦，十天传到大肠，十一天又传到肾，如此再次传变，不痊愈就会死亡。邪气侵入大肠，一天传到小肠，两天传到三焦，三天传到肺，四天传到脾，五天传到肝，六天传到肾，七天传到心就会死亡。如果不传给心，仍然传到小肠，就可以存活。邪气侵入胆，往往不传，因此没有死期可预测。然而邪气侵入胆，往往如见到鬼神一样，也有人三四天就死亡了，这是热到极点而导致自焚而亡。"

雷公说："好。"

陈士铎说："转移缓慢，而传变急速，的确有死期可以预测，说得妙极了！"

伤寒知变篇第六十八

原 文

雷公问曰：伤寒①一日，巨阳受之，何以头项痛、腰脊强也②？

岐伯曰：巨阳者，足太阳也。其脉起于目内眦，上额交巅③，入络脑，还出别下项，循肩膊内，挟脊抵腰中④。寒邪必先入于足太阳之经，邪入足太阳，则太阳之经脉不通，为寒邪所据，故头项痛、腰脊强也。

雷公曰：二日阳明受之，宜身热、目疼、鼻干、不得卧矣，而头项痛、腰脊强，又何故欤？

岐伯曰：此巨阳之余邪未散也。

雷公曰：太阳之邪未散，宜不入阳明矣。

岐伯曰：二日则阳明受之矣。因邪留恋太阳，未全入阳明，故头项尚痛，腰脊尚强，非二日阳明之邪全不受也。

雷公曰：三日少阳受之，宜胸胁痛、耳聋矣，邪宜出阳明矣。既不入少阳，而头项腰脊之痛与强，仍未除者，又何故欤？

岐伯曰：此邪不欲传少阳，转回于太阳也。

雷公曰：邪传少阳矣，宜传入于三阴之经，何以三日之后太阳之症仍未除也？

岐伯曰：阳经善变，且太阳之邪与各经之邪不同，各经之邪循经而入，太阳之邪出入自如，有入、有不尽入也。惟不尽入，故虽六七日，而其症未除耳。甚至七日之后，犹然头项痛、腰脊强，此太阳之邪乃原留之邪，非从厥阴复出而传之足太阳也。

雷公曰：四日太阴受之，腹满嗌干；五日少阴受之，口干舌燥；六日厥阴受之，烦满囊缩⑤。亦有不尽验者，何也？

岐伯曰：阴经不变。不变而变者，邪过盛也。

雷公曰：然则三阳三阴之经皆善变也，变则不可以日数拘矣。

岐伯曰：日数者，言其常也；公问者，言其变也。变而不失其常，变则可生，否则死矣。

雷公曰：两感⑥于寒者，变乎？

岐伯曰：两感者，越经之传也，非变也。

陈士铎曰：伤寒之文，世人不知。读此论，人能悟否？无奈治伤寒者不能悟也。

注 释

①伤寒：为外感寒邪而发为热病的一种病症。

②腰脊强也：腰脊强直，活动不自如，与现代的强直性脊髓炎、腰椎间盘突出等症类似。

③上额交巅：巅，即督脉与厥阴交会之百会。

④挟脊抵腰中：挟脊，即夹脊关，又名"肾脊关"。

⑤囊缩：指男子阴囊收缩，为阴盛阳衰之象。

⑥两感：指相互表里的阴阳二经的经脉及所属脏腑同时感受寒邪而表里同病、脏腑俱伤、营卫不行的预后不良之危重证候。

译 文

雷公问说："伤寒第一天，太阳受病，为什么会出现头颈痛、腰脊强直的症状呢？"

岐伯说："太阳，指的是足太阳膀胱经。其经脉起始于内眼角的睛明穴，上行到额头，与督脉交会于头顶，络脉进入脑中，与脑相连回转出来，下行到颈项部，循行到肩胛骨内，从两旁挟着脊柱抵达后腰中。寒邪必然先侵入足太阳膀胱经的经脉，当邪气侵入足太阳膀胱经，那么足太阳膀胱经的经脉就会不通，这是因为被寒邪所占据，因此出现头颈痛、腰脊强直的症状。"

雷公说："第二天阳明经受病，应当出现身体发热、眼睛疼痛、鼻内干燥、不得安卧等症状，反而出现头颈痛、腰脊强直，这又是为什么呢？"

岐伯说："这是足太阳膀胱经的余邪没有散去的缘故。"

雷公说："足太阳膀胱经的余邪没有散去，应当不会传入阳明经吧？"

岐伯说："第二天就是阳明经受邪了。因为邪气留滞于足太阳膀胱经，没有全部侵入阳明经，因此头颈仍然疼痛，腰脊仍然强直，并不是第二天阳明经全部不受邪气。"

雷公说："第三天少阳经受邪，应当引起胸胁痛和耳聋的症状，邪气应当从阳明经出来了。既然邪气没有传入少阳经，但是头颈痛、腰脊强直的症状仍然没有解除，这又是什么原因呢？"

岐伯说："这是邪气没有传入少阳经，又转回到足太阳膀胱经了。"

雷公说:"邪气传入少阳经,理应继续传入三阴之经(即太阴、少阴、厥阴三经),然而为什么三天之后足太阳膀胱经的症状仍然没有消失呢?"

岐伯说:"阳经善于变化,并且太阳经的邪气与其他各经的邪气不同。其他各经的邪气沿着经脉进入,太阳经的邪气则出入自如,有的完全进入,有的并不完全进入。正因为不完全进入,因此虽然过了六七天,足太阳膀胱经病的症状仍然没有消除。甚至过了七天以后,仍然会有头颈痛、腰脊强直的症状,这是因为足太阳膀胱经的邪气仍然是原来滞留的邪气,而不是从厥阴经出来再传到足太阳膀胱经中的。"

雷公说:"第四天太阴经受病,出现腹部胀满和咽喉干燥的症状;第五天少阴经受病,出现口干舌燥的症状;第六天厥阴经受病,出现少腹硬满和阴囊收缩的症状。也有不全部应验的,这是为什么呢?"

岐伯说:"正常情况下阴经一般不传变。但出现不应传变而又传变的现象,是邪气过于旺盛的原因。"

雷公说:"然而,三阳之经(即太阳、阳明、少阳三经)和三阴之经(即太阴、少阴、厥阴三经)的经脉都善于传变,传变后就不能拘泥于天数了吧?"

岐伯说:"天数,是说明传变的规律。你所问的,是有关传变的情况。传变而又不违背其中的规律,这种传变就有益于生存,否则就会导致病重死亡。"

雷公说:"如果脏腑表里的两条经脉同时感受了寒气,会发生传变吗?"

岐伯说:"如果脏腑表里的两条经脉同时感受了寒气,这是超过两条经脉的传变,并不是变化。"

陈士铎说:"有关伤寒的文章,世人是不知道的。读过本篇论述,人们能领悟到其中的真谛吗?无奈治疗伤寒的人不能领悟啊!"

伤寒同异篇第六十九

（原 文）

雷公问于岐伯曰：伤寒之病多矣，可悉言之乎？

岐伯曰：伤寒有六，非冬伤于寒者，举^①不得谓伤寒也。

雷公曰：请言其异。

岐伯曰：有中风^②，有中暑^③，有中热^④，有中寒^⑤，有中湿^⑥，有中疫^⑦，其病皆与伤寒异。伤寒者，冬月感寒邪，入营卫，由腑而传于藏也。

雷公曰：暑热之证感于夏，不感于三时，似非伤寒矣，风寒湿疫多感于冬日也，何以非伤寒乎？

岐伯曰：百病皆起于风。四时之风，每直中于脏腑，非若传经之寒，由浅而深入也。寒之中人，自在严寒，不由营卫直入脏腑，是不从皮肤渐进，非传经之伤寒也。水旺于冬，而冬日之湿反不深入，以冬令收藏也，他时则易感矣。疫来无方，四时均能中疫，而冬疫常少。二症俱不传经，皆非伤寒也^⑧。

雷公曰：寒热之不同也，何热病亦谓之伤寒乎？

岐伯曰：寒感于冬，则寒必变热；热变于冬，则热即为寒^⑨。故三时之热病不可谓寒，冬日之热病不可谓热，是以三时之热病不传经，冬日之热病必传经也。

雷公曰：热病传经，乃伤寒之类也，非正伤寒也^⑩。何天师著《素问》有热病传经之文，而伤寒反无之，何也？

岐伯曰：类宜辨而正不必辨也，知类即知正矣。

雷公曰：善。

陈士铎曰：伤寒必传经，断在严寒之时，非冬日伤寒举不可谓伤寒也。辨得明说得出。

注释

①举：全，皆。

②中风：感受风邪，又称伤风。

③中暑：夏日受风而发病，犹如夏日感冒。非中暑热之邪而发病之中暑，但似夏日之发瘅。

④中热：春、夏、秋三时之热病，或三时之感证，以发热为主症之疾病。

⑤中寒：严寒时风寒之邪直入脏腑之感寒证。

⑥中湿：春夏秋三时感受湿邪而致病者为中湿。

⑦中疫：疫为疫病、瘟疫之传染病。

⑧皆非伤寒也：伤寒与类伤寒的区别在于是否传经。伤寒必然传经；类伤寒非伤寒，即冬令以外三时感受一般寒邪也。

⑨寒感于冬，则寒必变热；热变于冬，则热即为寒：寒邪在冬月侵害人体，因为体表有太阳的卫外作用，人体必然会出现发热的症状；如果发热的症状出现在冬月，这种热气也是由寒气引发的。

⑩热病传经，乃伤寒之类也，非正伤寒也：发热之类的病证出现传经的情况，属于类伤寒，而不是正伤寒。

译文

雷公请问岐伯说："伤寒病症有很多，可以详细地论述吗？"

岐伯说："伤寒有六种，不是冬天受到寒气的伤害的，都不能称为伤寒。"

雷公说："请解释其中的差异。"

岐伯说："其中有中风，有中暑，有中热，有中寒，有中湿，有中疫，这些病都与伤寒有差异。伤寒，是指在冬天的月份感受了寒邪，该寒邪侵入营卫，由腑传到脏。"

雷公说："暑热的病症发生在夏天，其他三个季节都不会发生，似乎不是伤寒了。风、寒、湿、疫大多数发生在冬天，但为什么不是伤寒呢？"

岐伯说："百病都起因于风。四季的风，经常直接侵入脏腑，不像传经的寒气那样由浅入深。寒气伤害人体，通常发生在严寒的季节，不是由营血和卫气直接侵入脏腑的。不从皮肤逐渐进入，就不是传经的伤寒。水旺于冬，但是冬天的湿气反而不会深入人体，因为冬天是收藏的季节，其他季节就容易感染了。疫病的传播没有定规，一年四季都可能被感染，而冬天疫病的感染常常比较少。这两种病症都不会传经，所以都不是伤寒。"

雷公说："寒热的性质不同，为什么热病也称为伤寒呢？"

岐伯说："风寒之邪感染在冬天，那么寒气必然会变成热证；热证发生在冬天，热病也是寒气引发的。因此，春、夏、秋三时的热病不可以称为寒，冬天的热病不可以称为热，所以春、夏、秋三时的热病不传经，而冬天的热病则必然会传经。"

雷公说："热病传经，属于伤寒之类，却不是正伤寒。然而，天师在写作《素问》时，有热病传经的篇章，反而没有伤寒之文，为什么呢？"

岐伯说："类伤寒应当分辨清楚，而正伤寒则不必分辨，懂得了类伤寒，正伤寒也就清楚了。"

雷公说："好。"

陈士铎说："伤寒必然会传经，而且必定会发生在严寒的时节。不是发生在冬天的伤寒，都不能称为伤寒。辨得很明确，说得很清楚。"

风寒殊异篇第七十

原文

风后问于岐伯曰：冬伤于寒与春伤于寒，有异乎？

岐伯曰：春伤于寒者，风也，非寒也。

风后曰：风即寒也，何异乎？

岐伯曰：冬日之风则寒，春日之风则温。寒伤深①，温伤浅②。伤深者入少阳而传里，伤浅者入少阳而出表，故异也。

风后曰：传经乎？

岐伯曰：伤冬日之风则传，伤春日之风则不传也。

风后曰：其不传何也？

岐伯曰：伤浅者，伤在皮毛也。皮毛属肺，故肺受之。不若伤深者，入于营卫也。

风后曰：春伤于风，头痛鼻塞，身亦发热，与冬伤于寒者，何无异也？

岐伯曰：风入于肺，鼻为之不利，以鼻主肺也。肺既受邪，肺气不宣，失清肃之令，必移邪而入于太阳矣。膀胱畏邪③，坚闭其经，水道失行，水不下泄，火乃炎上，头即痛矣。夫头乃阳之首也，既为邪火所据，则一身之真气皆与邪争，而身乃热矣。

风后曰：肺为胃之子，肺受邪，宜胃来援，何以邪入肺而恶热，口渴之症生，岂生肺者转来刑肺乎？

岐伯曰：胃为肺之母，见肺子之寒，必以热救之。夫胃之热，心火生之也。胃得心火之生，则胃土过旺。然助胃必克肺矣，火能刑金，故因益而反损也。

风后曰：呕吐者何也？

岐伯曰：此风伤于太阴也。风在地中，土必震动，水泉上溢，则呕吐矣。散风，而土自安也。

风后曰：风邪入太阳头痛，何以有痛、不痛之殊也？

岐伯曰：肺不移风于太阳，则不痛耳。

风后曰：风不入于太阳，头即不痛乎？

岐伯曰：肺通于鼻，鼻通于脑。风入于肺，自能引风入脑而作头痛。肺气旺，则风入于肺，而不上走于脑，故不痛也。

风后曰：春伤于风，往来寒热，热结于里，何也？

岐伯曰：冬寒入于太阳，久则变寒；春风入于太阳，久则变热。寒则动传于脏，热则静结于腑。寒在脏，则阴与阳战而发热；热在腑，则阳与阴战而发寒。随脏腑之衰旺，分寒热之往来也。

风后曰：伤风自汗何也？

岐伯曰：伤寒之邪，寒邪也；伤风之邪，风邪也。寒邪入胃，胃恶寒而变热；风邪入胃，胃喜风而变温，温则不大热也。得风以扬之，火必外泄，故汗出矣。

风后曰：春伤于风，下血谵语④，一似冬伤于寒之病，何也？

岐伯曰：此热入血室，非狂也。伤于寒者，热自入于血室之中，其热重；伤于风者，风祛热入于血室之内，其热轻也。

风后曰：谵语而潮热⑤者，何也？

岐伯曰：其脉必滑⑥者也。

风后曰：何也？

岐伯曰：风邪入胃，胃中无痰则发大热，而谵语之声高；胃中有痰，则发潮热，而谵语之声低。潮热发谵语，此痰也。滑者，痰之应也。

风后曰：春伤于风，发厥⑦、心下悸⑧，何也？

岐伯曰：伤于寒者邪下行，伤于风者邪上冲也。寒乃阴邪，阴则走下；风乃阳邪，阳则升上。治寒邪，先定厥，后定悸；治风邪，先定悸，后定厥，不可误也。

风后曰：伤于风而发热，如见鬼者，非狂乎？

岐伯曰：狂乃实邪，此乃虚邪也。实邪从太阳来也，邪炽而难遏；虚邪从少阴来也，邪旺而将衰。实邪，火逼心君而外出，神不守于心也^⑨；虚邪，火引肝魂而外游，魄不守于肺也^⑩。

风后曰：何论之神乎？吾无测师矣！

陈士铎曰：风与寒殊，故论亦殊，人当细观之。

（注 释）

①寒伤深：寒为阴邪，入里伤人阳气，故深而重。

②温伤浅：风为阳邪，易袭阳位，在表在外，故浅而轻。

③畏邪：畏怯，畏惧。畏邪就是畏惧邪气的侵入。

④谵语：热邪扰乱神明，神志不清，胡言乱语之重症，多见于阳明腑实证、蓄血证。

⑤潮热：发热如潮汛有时。证分虚实，阳明里实之潮热为实证，阴虚血燥之潮热为虚证，当分别辨证。

⑥滑：脉滑为脉往来流利，应指圆滑，如珠走盘。

⑦发厥：厥有多种含义，该处为四肢寒厥之发厥。

⑧心下悸：此指胃脘部的悸动。是指不因惊吓，自觉心跳、心慌，悸动不安。

⑨神不守于心也：神即元神，先天为性命之性也。性有性源，与"心之机"所在相对应。神不守于心，即不守于"心之机"也。

⑩火引肝魂而外游，魄不守于肺也：习称肝藏魂，为阳；肺藏魄，为阴。阴阳相须，原不相离。魂不守舍，则魄也飞散。因此，天师在本经《命根·养生篇》中说："魂魄皆神也。"

（译 文）

风后请问岐伯说："冬天受到寒气的伤害与春天受到寒气的伤害，有差异吗？"

岐伯回答说："春天受到寒气伤害的，是风气而不是寒气。"

风后说："风气就是寒气，这到底有什么差异呢？"

岐伯说："冬季的风寒冷，春天的风温暖。寒邪入里伤害深，风气袭表伤害浅。伤害深的进入少阳后会传入里面，伤害浅的进入少阳后却出到表面，因此是有差异的。"

风后说:"会传经吗?"

岐伯说:"受到冬天的风寒伤害就会传经,受到春天的风气伤害就不会传经。"

风后说:"为什么不传经呢?"

岐伯说:"伤害浅的,伤在皮毛。皮毛与肺相表里,因此是由肺脏承受。若是伤害深的,就会进入营卫。"

风后说:"在春天受到风气的伤害,会引起头痛鼻塞,身体发热,这与冬天受到寒气的伤害相比,为何没有差异?"

岐伯说:"寒风侵入肺中,鼻子就会不通畅,因为鼻子对应肺部器官。肺既然受到了邪气的侵袭,肺气不能宣布,就失去了清肃的政令,必然会将邪气转移进入足太阳膀胱经。膀胱经畏惧邪气的入侵,所以就会紧闭经络,水液输布通道失去了正常的运行功能,水液不能向下排泄,于是火就上炎,头就会疼痛。头是阳气的首领,既然被火邪所盘踞,那么全身的真气都会与邪气抗争,于是身体就会发热。"

风后说:"肺金是胃土之子,肺受到了邪气的侵袭,胃理应来救援,为什么邪气侵入肺脏后会出现恶热、口渴的症状,这岂不是生出肺金的,转过来刑克肺金吗?"

岐伯说:"胃土是肺金之母,见到肺受到寒气的侵袭,必然会用热来救援。胃中的热气,是由心火生出来的。胃得到心火的生发,胃土就会过旺,虽然能够扶助胃土,但必然也会克伤肺金。火可以克金,所以就会由助益反而造成损害了。"

风后说:"为什么会呕吐呢?"

岐伯说:"因为风气损伤了足太阴脾经,脾属土,风在地中,土必然震动,水泉向上溢出,于是就会呕吐。驱散了风邪,土气自然就会安宁。"

风后说:"风邪侵入足太阳膀胱经就会头痛,为什么会出现痛与不痛的差别呢?"

岐伯说:"如果肺不将风邪转移到足太阳膀胱经,就不会导致头痛。"

风后说:"风邪不进入足太阳膀胱经,头就不会痛吗?"

岐伯说："肺气上通于鼻，鼻上通于脑，风邪进入肺中，自然能够将风邪引入脑中，从而引起头痛。如果肺气旺盛，风邪进入肺中，但是不会上行到脑中，因此头就不会痛。"

风后说："春天受到风邪的伤害，会寒热往来，热气结在里面，为什么？"

岐伯说："冬天寒气侵入足太阳膀胱经，时间长了传变为风寒之证；春天风邪侵入足太阳膀胱经，时间长了化为风热之证。寒证会变动传入脏，热证会静止结于腑。寒气在脏，阴气和阳气就会交争而发热；热结在腑，阴气与阳气就会交争而发寒。随着脏腑的衰弱和旺盛，分别表现出寒和热的往来。"

风后说："伤风后身体会出汗，这是为什么呢？"

岐伯说："伤寒的邪气，是寒邪；伤风的邪气，是风邪。寒邪侵入胃，胃厌恶寒气而出现发热；风邪侵入胃，胃喜爱风气而变成温气，温气表现为不太热。胃得到风气来传扬起土气，火气必然外泄，因此就会出汗。"

风后说："春天受到风气的伤害，就会出现下血和谵语的症状，类似冬天受到寒气伤害而引起的病症，这是为什么呢？"

岐伯说："这是热邪进入血室，并不是狂证。因为受到寒气的伤害，热邪就会进入血室之中，热势就比较重；因为受到风气的伤害，风邪已经散去的热气进入血室之内，热势就会比较轻。"

风后说："谵语并且身体潮热的，又是什么原因呢？"

岐伯说："病人的脉象必然是滑脉。"

风后说："为什么呢？"

岐伯说："风邪侵入胃，胃中没有痰就会产生大热，那么谵语的声音高；胃中如果有痰而发潮热的，谵语的声音低。有潮热、发谵语，是因为有痰。滑脉，是胃中有痰对应的脉象。"

风后说："春天受到风气的伤害，就会感觉手足逆冷，心下悸动，这是为什么呢？"

岐伯说："受到寒气伤害的，邪气就会向下循行；受到风气伤害的，邪气就会向上逆冲。寒是阴邪，阴就会向下循行；风是阳邪，阳就会向上升起。治疗寒邪时，先要祛除逆冷，然后平息悸动；治疗风邪时，先要平息悸动，然后祛除逆冷，不可以有失误。"

风后说："受到风邪的伤害，身体就会发热，像见到鬼一样，这难道不是狂证吗？"

岐伯说："狂证是实邪，而这是虚邪。实邪从太阳经而来，邪气炽盛而难以遏止；虚邪从少阴经而来，邪气由旺盛转为衰弱。实邪，是火气逼迫心君而外出，精神不能持守在心中；虚邪，是火气引动肝魂而外游，魄不能持守于肺中。"

风后说："为什么会论述得如此神妙呢？我没有办法测度天师了。"

陈士铎说："风与寒不同，因此论述也有差异，读者应当仔细观察。"

阴寒格阳篇第七十一

原　文

盘盂①问于岐伯曰：大小便闭结不通，饮食辄吐，面赭②唇焦③，饮水亦呕，脉又沉伏，此何症也？

岐伯曰：肾虚寒盛，阴格阳也。

盘盂曰：阴何以格阳乎？

岐伯曰：肾少阴经也，恶寒喜温。肾寒则阳无所附，升而不降矣！

盘盂曰：其故何也？

岐伯曰：肾中有水火存焉，火藏水中，水生火内，两相根而两相制也。邪入则水火相离，而病生矣！

盘盂曰：何邪而使之离乎？

岐伯曰：寒热之邪皆能离之，而寒邪为甚。寒感之轻，则肾中之虚阳上浮，不至格拒之至也。寒邪太盛，拒绝过坚，阳格阴而力衰，阴格阳而气旺，阳不敢居于下焦，冲逆于上焦矣。上焦冲逆，水谷入喉，安能下入于胃乎？

盘盂曰：何以治之？

岐伯曰：以热治之。

盘盂曰：阳宜阴折，热宜寒折。今阳在上而作热，不用寒反用热，不治阴反治阳，岂别有义乎？

岐伯曰：上热者，下逼之使热也；阳升者，阴祛之使升也。故上热者，下正寒也，以阴寒折之转害之矣。故不若以阳热之品，顺其性而从治之，则阳回而阴且交散④也。

盘盂曰：善。

陈士铎曰：阴胜必须阳折，阳胜必须阴折，皆从治之法也。

注 释

①盘盂：相传是黄帝的史官孔甲所作的书，凡二十六篇，今已亡。这里代指黄帝的大臣孔甲。

②面赭：面为颜面即脸部；赭为红土，引申为赤褐色。面赭即面色呈赤褐色。

③唇焦：多属脾胃实热，或见于"秋燥"，或热病伤津的内燥证。

④交散：交为互相交接；散为阴霾自散。即阴阳交互而阴寒自除。

译 文

盘盂请问岐伯说："大小便闭结不通，吃了食物之后就吐出来，面色呈赤褐色，唇口干焦，饮水后也呕吐，脉象又沉伏，这是什么病证呢？"

岐伯说："这是肾火虚衰、阴寒过盛，阴气格拒阳气。"

盘盂说："阴为什么会格拒阳呢？"

岐伯说："肾是少阴经，厌恶寒冷，喜爱温暖。如果肾中寒冷，阳气没有依附之处，就只能上升而不能下降了。"

盘盂说："其中的原因是什么呢？"

岐伯说："肾脏中有水火存在，火藏在水中，水生于火内，两者互为其根，又互相制约。邪气侵入,导致水火二气分离,于是就引起了疾病的产生。"

盘盂说:"是什么邪气使它们分离呢?"

岐伯说:"寒与热的邪气都能造成水火二气分离,而寒邪更为严重。寒邪感染较轻的,那么肾中的虚阳就会上浮,不至于造成格拒之极。寒邪如果过于旺盛,格拒过于坚决,阳气因为格拒阴邪而导致力量的衰弱,而阴气因为格拒阳气而旺盛,阳气因不敢处于下焦的位置,因而向上冲逆到上焦。上焦受到冲逆,水分和食物进入咽喉,怎么能够下行到胃呢?"

盘盂说:"怎么治疗呢?"

岐伯说:"用温热药来治疗。"

盘盂说:"阳病应当用阴性的药物折消其锋,热性病应当用寒凉药来折消。现在阳气在上焦形成热证,不用寒凉药反而用温热药,不治疗阴反而治疗阳,难道还有别的意义吗?"

岐伯说:"上焦的热证,是因为下焦阴寒太盛,逼迫虚阳上浮发热;阳气上升,是因为除去阴寒之邪则阳气自然上升。因此,上焦之所以发热,正是由于下焦的虚寒,用寒凉的药物折消其锋,反而会产生伤害。所以不如用温热的药物,顺从阳气上升的趋势给予治疗,不仅可以回复阳气,而且阴寒也可以解散了。"

盘盂说:"不错。"

陈士铎说:"阴胜必须用阳来折消,阳胜必须用阴来折消,这都是从治(即反治)的方法。"

春温似疫篇第七十二

原文

风后问于岐伯曰:春日之疫①,非感风邪成之乎?

岐伯曰:疫非独风也。春日之疫,非风而何?

风后曰：然则春温②即春疫③乎？

岐伯曰：春疫非春温也。春温有方，而春疫无方也。

风后曰：春疫无方，何其疾之一似春温也？

岐伯曰：春温有方，而时气乱之，则有方者变而无方④，故与疫气正相同也。

风后曰：同中有异乎？

岐伯曰：疫气热中藏杀，时气热中藏生。

风后曰：热中藏生，何多死亡乎？

岐伯曰：时气者，不正之气也。脏腑闻正气而阴阳和，闻邪气而阴阳乱。不正之气即邪气也，故闻之而辄病，转相传染也。

风后曰：闻邪气而不病者，又何故欤？

岐伯曰：脏腑自和，邪不得而乱之也。春温传染，亦脏腑之虚也。

风后曰：脏腑实而邪远，脏腑空而邪中，不洵然⑤乎。

陈士铎曰：温似疫症，不可谓温即是疫，辨得明爽。

注 释

①疫：疫病，即春疫、瘟疫。有较强传染性，为大面积流行的一种急性热病。

②春温：感受温邪病毒而发生于春季的急性热病。按卫气营血传变。

③春疫：春季感受疫戾之气而发病的传染病，流行性大，病情严重的春季疫病。

④春温有方，而时气乱之，则有方者变而无方：春月温气当令，其方为东方，故曰春温有方。如果时气（即邪气）扰乱了春天温和之气，则有方者就会变为无方。

⑤洵然：信然，诚然。引申为实在。

译 文

风后请问岐伯说："春天的疫气，难道不是感染了风邪吗？"

岐伯说："疫气不是单独的风邪所致。春天的疫气，不是风邪所致又是什么？"

风后说："然而，春温就是春疫吗？"

岐伯说："春疫不是春温。春温发病有方位，春疫发病没有方位。"

风后说："春疫发病没有方位之别，为什么发病急剧症状类似春温一样呢？"

岐伯说："春温发病有方位，但由于受时令之气的干扰，有方位也会变得没有方位了，因此与疫气正好相同。"

风后说："相同之中存在着差异吗？"

岐伯说："疫气在温热中隐藏着杀机，时令之气在温热中隐藏着生机。"

风后说："既然温热中隐藏着生机，为什么多数病人还会死亡呢？"

岐伯说："时气，指四时中的不正之气。当脏腑感受到了正气，阴阳就会调和；当脏腑感染了邪气，阴阳就会紊乱。不正之气就是邪气，因此感染了邪气就会很快发生疾病，并且转而互相感染。"

风后说："感染了邪气但是不发病的，又是什么原因呢？"

岐伯说："脏腑如果能够自然调和，就不会受到邪气的扰乱。春天的瘟疫传染，也是由于脏腑空虚引起的。"

风后说："如果脏腑充实，邪气就会远离；如果脏腑空虚，邪气就会感染。这不是自然而然的吗？"

陈士铎说："春温类似疫症，但不能说春温就是疫病，这里分辨得很清楚明白。"

第九卷

补泻阴阳篇第七十三

原 文

雷公问于岐伯曰：人身阴阳分于气血，《内经》详之矣。请问其余。

岐伯曰：气血之要，在气血有余不足而已。气有余则阳旺阴消①，血不足则阴旺阳消②。

雷公曰：治之奈何？

岐伯曰：阳旺阴消者，当补其血；阴旺阳消者，当补其气。阳旺阴消者，宜泻其气；阴旺阳消者，宜泻其血。无不足，无有余，则阴阳平矣。

雷公曰：补血则阴旺阳消，不必再泻其气；补气则阳旺阴消，不必重泻其血也。

岐伯曰：补血以生阴者，言其常补阴也；泻气以益阴者，言其暂泻阳也。补气以助阳者，言其常补阳也；泻血以救阳者，言其暂泻阴也。故新病可泻，久病不可轻泻也；久病宜补，新病不可纯补也。

雷公曰：治血必当理气乎？

岐伯曰：治气亦宜理血也。气无形，血有形，无形生有形者，变也；有形生无形者，常也。

雷公曰：何谓也?

岐伯曰：变治急，常治缓。势急不可缓，亟③补气以生血；势缓不可急，徐补血以生气。

雷公曰：其故何也。

岐伯曰：气血两相生长，非气能生血，血不能生气也。第气生血者其效速，血生气者其功迟。宜急而亟者，治失血之骤也；宜缓而徐者，治失血之后也。气生血，则血得气而安，无忧其沸腾也；血生气，则气得血而润，无虞其干燥也。苟血失补血，则气且脱矣④；血安补气，则血反动矣。

雷公曰：善。

陈士铎曰：气血俱可补也，当于补中寻其原，不可一味呆补为妙。

注 释

①阳旺阴消：阳旺即阳亢，阴消为阴虚，即阴虚则阳亢。

②阴旺阳消：阴旺即阴盛，阳消为阳虚，即阴盛则阳虚。

③亟：急切，如亟待解决。

④苟血失补血，则气且脱矣：对于失血的病人，如果仅仅考虑到补血，那么阴血旺盛，就会导致阳气虚脱而亡；阴血平和，妄为补气，就会导致血液沸郁之病。

译 文

雷公请问岐伯说："人身的阴阳分为气和血，《内经》已经详细说明了，请谈谈其他相关的知识。"

岐伯说："气血的关键，在于气血的有余与不足。气有余时，则阳亢阴虚；血不足时，则阴盛阳虚。"

雷公说："那该如何治疗呢？"

岐伯说："阳亢阴虚的，应当补血；阴盛阳虚的，需要补气。阳亢阴虚的，应当泻其气；阴盛阳虚的，应当泻其血。没有不足，也就不会有余，那么阴阳就平衡了。"

雷公说："若是补血之后出现阴盛阳虚，就不必再泻他的气了；若是补气之后出现阴虚阳亢，就不必再泻他的血了。"

岐伯说："通过补血可以滋阴，指的是平常的补阴之法；通过泻气可以补阴的，指的是暂时性的泻阳之法。通过补气来助阳的，指的是平常的补阳之法；通过泻血来救阳的，指的是暂时性的泻阴之法。因此刚发生的病可用泻法治疗，长期患病不可轻易地用泻法治疗；长期患病需要补养为主，刚发生的病不可一味地用补法。"

雷公说："治血必须要理气吗？"

岐伯说："治气也应该需要理血。气为无形之气，血为有形之血，无形之气能生有形之血，就是所谓的变法；有形之血能生无形之气，就是所谓的常法。"

雷公说："怎么说呢？"

岐伯说："以变法治疗急症，以常法治疗缓症。病势危急的不能采用缓慢的疗法，要赶快补气以生血；病势缓慢的不能用快速的方法，要缓慢地补血以生气。"

雷公说："它的原因是什么呢？"

岐伯说："因为气与血相互滋生，而不是气能生血、血不能生气。气生血的功效快而明显，血生气的功效则迟而缓慢。应当急治的就要采用急救的方法，这是治疗大量失血者的关键措施；应该缓慢的就要采用进补的方法，以便帮助失血之后身体的恢复。气生血时，血得到气的相助而安宁，就不必担忧出现血液扰动沸腾的现象；血生气时，气得到血的濡养而滋润，就不必忧虑会出现气枯干燥的现象。如果因失血而单纯补血，就会造成阳气的虚脱；如果血液安和却要妄为补气，就会导致血的扰动妄行。"

雷公说："讲得好。"

陈士铎说："气和血都是可以补益的，但补益的时候应该在补法中寻求补的依据，而不能简单呆板地进补，这才妙啊！"

善养篇第七十四

原文

　　雷公问于岐伯曰：春三月谓之发陈①，夏三月谓之蕃秀②，秋三月谓之容平③，冬三月谓之闭藏④，天师详载《四气调神大论》中。然调四时则病不生，不调四时则病必作。所谓调四时者，调阴阳之时令乎？抑调人身阴阳之气乎？愿晰言之。

　　岐伯曰：明乎哉问也！调阴阳之气，在人不在时也。春三月，调木气也，调木气者，顺肝气也。夏三月，调火气也，调火气者，顺心气也。秋三月，调金气也，调金气者，顺肺气也。冬三月，调水气也，调水气者，顺肾气也。肝气不顺，逆春气矣，少阳之病应之。心气不顺，逆夏气矣，太阳之病应之。肺气不顺，逆秋气矣，太阴之病应之。肾气不顺，逆冬气矣，少阴之病应之。四时之气可不调乎？宁调之实难，以阴阳之气不易调也，故人多病耳。

　　雷公曰：人既病矣，何法疗之？

　　岐伯曰：人以胃气为本，四时失调，致生疾病，仍调其胃气而已。胃调脾自调矣，脾调而肝心肺肾无不顺矣。

　　雷公曰：先时以养阴阳，又何可不讲乎？

　　岐伯曰：阳根于阴，阴根于阳。养阳则取之阴也，养阴则取之阳也。以阳养阴，以阴养阳，贵养之于豫⑤也，何邪能干乎？闭目塞兑⑥，内观⑦心肾，养阳则漱津送入心也，养阴则漱津送入肾也，无他异法也。

雷公曰：善。

天老问曰：阴阳不违背而人无病，养阳养阴之法，止调心肾乎？

岐伯曰：《内经》一书，皆养阳养阴之法也。

天老曰：阴阳之变迁不常，养阴养阳之法，又乌可执哉？

岐伯曰：公言何善乎！奇恒之病，必用奇恒之法疗之。豫调心肾，养阴阳于无病时也。然而病急不可缓，病缓不可急，亦视病如何耳。故不宜汗而不汗，所以养阳也；宜汗而急汗之，亦所以养阳也。不宜下而不下，所以养阴也；宜下而大下之，亦所以养阴也。岂养阳养阴，专尚⑧补而不尚攻乎？用攻于补之中，正善于攻也；用补于攻之内，正善于补也。攻补兼施，养阳而不损于阴，养阴而不损于阳，庶几善于养阴阳者乎！

天老曰：善。

陈士铎曰：善养一篇，俱非泛然之论，不可轻用攻补也。

注 释

①发陈：从陈旧中生发出来。就是利用春阳发泄之机，退除冬蓄之故旧。

②蕃秀：万物繁衍秀美，茂盛华秀的景象。

③容平：容为盛也，即盛谷；平者成也，即丰收。犹是秋天万物丰盛收获的季节。

④闭藏：封闭、纳藏。就是要关闭所有的开泄之气机，要收藏住。

⑤豫：通"预"，事先有所准备。

⑥塞兑：塞，堵住；兑，洞穴。此文中为人的九窍孔腔。

⑦内观：内视。为气功养生的一种方法。

⑧专尚：即唯一之意。

译 文

雷公请问岐伯说："春天的三个月称为发陈，夏天的三个月称为蕃秀，秋天的三个月称为容平，冬天的三个月称为闭藏，天师已经详细地记载于《四气调神大论》中了。调和四时，疾病就不会发生；不调四时，疾病必然会发生。所谓调四时，是调节四时的阴阳之气，还是调节人体的阴阳之气？请详细论述。"

岐伯说："这真是明哲的提问啊！调节阴阳之气，在于人体而不在于四时。在春天的三个月里，需要调节的是木气；调节木气，在于顺应肝气。在夏天的三个月里，需要调节的是火气；调节火气，在于顺应心气。在秋天的三个月里，需要调节的是金气；调节金气，在于顺应肺气。在冬天的三个月里，需要调节的是水气；调节水气，在于顺应肾气。若是肝气不顺，悖逆了春天的木气，少阳病就会因此而发生。若是心气不顺，悖逆了夏天的火气，太阳病就会因此而发生。若是肺气不顺，悖逆了秋天的金气，太阴病就会因此而发生。若是肾气不顺，悖逆了冬天的水气，少阴病就会因此而发生。四时阴阳之气怎么能不调节呢？调节它们其实很难，因为四时阴阳之气不容易调节，因此人们才容易得病。"

雷公说："人们既然病了，用什么方法来治疗呢？"

岐伯说："人以胃气为根本，四时阴阳之气失调而产生的疾病，仍然是需要调理胃气而已。胃气调理好了，脾气也就自然好了。如果脾气得到了调节，那么肝气、心气、肺气和肾气就没有不顺畅的了。"

雷公说："在每个时令转变之前调养阴阳，又怎么可以不讲呢？"

岐伯说："阳以阴为根，阴以阳为根。养阳需要从阴中求阳，养阴需要从阳中取阴。以阳养阴，以阴养阳，贵在预先调养，还会有什么邪气能够入侵呢？闭上眼睛，合上嘴唇，向内观照心肾，养阳就含漱津液送入胃脘中，养阴就含漱津液送入肾脏中，除此之外没有其他特别的方法了。"

雷公说："好。"

天老说："阴阳相互不违背叛离，人就没有疾病，养阳养阴的方法，只是调养心肾吗？"

岐伯说：《内经》一书，讲的都是养阳和养阴的方法。"

天老说："阴阳的变化复杂无常，养阴和养阳的方法，又怎么可以一成不变呢？"

岐伯说："你说得真好啊！奇恒的疾病，必须采用适应奇恒的方法来治疗。应该预先调养心肾，是在没有发病之前调养阴阳。当然，病情急重的不可以缓慢地调养，病情缓慢的不需要急切地治疗，也需要根据疾病的情况来决定。因此，不适宜发汗的就不需要使用汗法，这是为了养阳；适宜发汗的就必须赶快使用汗法，这也是为了养阳。不适宜攻下的就不需要使用大下之法，这是为了养阴；适宜攻下的就加紧使用大下之法，这也是为了养阴。养阴养阳，怎么能够一味地强调补而不强调攻呢？把攻法融入补法之中，正是善于运用攻法；把补法融入攻法之中，正是善于运用补法。攻法和补法兼顾使用，养阳而不损伤阴，养阴而不损伤阳，这才是善于调养阴阳啊！"

天老说："好。"

陈士铎说："《善养》这一篇，都不是泛泛而谈，不能轻率地使用攻法和补法。"

亡阳亡阴篇第七十五

原 文

鸟师问岐伯曰：人汗出不已，皆亡阳也。

岐伯曰：汗出不已，非尽亡阳也。

鸟师曰：汗证未有非热也，热病即阳病矣，天师谓非阳，何也？

岐伯曰：热极则阳气难固，故汗泄亡阳。溺属阴，汗属阳①。阳之外泄，非亡阳而何？谓非尽亡阳者，以阳根于阴也；阳之外泄，由于阴之不守也。阴守其职，则阳根于阴，阳不能外泄也；阴失其职，则阴欲自顾不能，又何能摄阳气之散亡乎？故阳亡本于阴之先亡也。

鸟师曰：阴亡则阴且先脱，何待阳亡而死乎？

岐伯曰：阴阳相根，无寸晷之离也。阴亡而阳随之即亡，故阳亡即阴亡也，何分先后乎？

鸟师曰：阴阳同亡，宜阴阳之共救矣。乃救阳则汗收而可生，救阴则汗止而难活，又何故乎？

岐伯曰：阴生阳则缓，阳生阴则速。救阴而阳之绝不能遽回[2]，救阳而阴之绝可以骤复[3]，故救阴不若救阳也。虽然，阴阳何可离也？救阳之中附以救阴之法，则阳回而阴亦自复也。

鸟师曰：阴阳之亡，非旦夕之故也，曷不于未亡之前先治之？

岐伯天师曰：大哉言乎！亡阴亡阳之症，皆肾中水火之虚也。阳虚，补火以生水，阴虚，补水以制火，可免两亡矣！

鸟师曰：善。

陈士铎曰：阴阳之亡，由于阴阳之两不可守也，阳摄于阴，阴摄于阳。本于水火之虚，虚则亡，又何疑哉。

注释

①溺属阴，汗属阳：尿液下泄，故属阴；汗液达于体表，故属阳。溺，通"尿"。

②遽回：很快恢复。

③骤复：迅速复原。

译文

鸟师请问岐伯说："人不停地出汗，这都是亡阳的表现吗？"

岐伯说："汗出不停，不都是亡阳所致。"

鸟师说："汗证没有不发热的，说明热病就是阳病，天师说不全是阳病，为什么？"

岐伯说："热到极点则阳气难以稳固，因此出汗过多就会亡阳。尿液属阴，汗属阳。阳气外泄，不是亡阳又是什么？说不全是亡阳，是因为阳以阴为根。阳气外泄，是因为阴气不能固守。只要阴气恪守其职能，阳气得到阴气的根本，阳气就不会外泄；阴气失职，阴气难以自保，又怎么能够固摄阳气使之不亡呢？因此，亡阳证的根源是阴气先亡。"

鸟师说："阴亡应该是阴液先脱，为什么要等到阳亡了才会死亡呢？"

岐伯说："阴阳相互是对方的根本，彼此之间没有片刻的分离。阴液亡了，阳气就会随之而亡，因此阳亡就是阴亡，还分什么先后呢？"

鸟师说："既然阴阳同时消亡，那么就应该同时救护阳气和阴气！救阳则出汗停止而人能转生，救阴则出汗也停止但人却难于存活，这又是什么原因呢？"

岐伯说："阴生阳比较缓慢，阳生阴就会很迅速。救阴不能使阳气的消亡很快恢复，救阳则可以使阴液的消亡迅速复原，因此救阴不如救阳。即使如此，阴阳又怎么可以分离呢？救阳之中应当附加采用救阴的方法，那么在阳气恢复的同时，阴气也就自行恢复了。"

鸟师说："亡阴和亡阳不是一朝一夕的原因引起的，为什么不在没有出现症状之前就先进行治疗呢？"

岐伯天师说："说得真好啊！亡阴亡阳的病症，都是因为肾中水火虚衰。若是阳虚，通过补火来生水；若是阴虚，通过补水来生火。这样就可以避免亡阴和亡阳了！"

鸟师说："好。"

陈士铎说："亡阴亡阳，是由于阴和阳两者互相不能持守。阳气受阴气的摄受，阴气受阳气的持守。发病的原因是肾中水火的亏虚，亏虚就会导致阴阳的亡失。这还有什么疑问呢？"

昼夜轻重篇第七十六

雷公问于岐伯曰：昼夜可辨病之轻重乎。

岐伯曰：病有重轻，宜从昼夜辨之。

雷公曰：辨之维何？

岐伯曰：阳病昼重，阴病昼轻；阳病夜轻，阴病夜重。

雷公曰：何谓也？

岐伯曰：昼重夜轻，阳气旺于昼，衰于夜也；昼轻夜重，阴气旺于夜，衰于昼也。

雷公曰：阳病昼轻，阴病夜轻，何故乎？

岐伯曰：此阴阳之气虚也。

雷公曰：请显言之。

岐伯曰：阳病昼重夜轻，此阳气与病气交旺，阳气未衰也，正与邪斗，尚有力也，故昼反重耳；夜则阳衰矣，阳衰不与邪斗，邪亦不与正斗，故夜反轻耳。阴病昼轻夜重，此阴气与病气交旺，阴气未衰也，正与邪争，尚有力也，故夜反重耳；昼则阴衰矣，阴衰不敢与邪争，邪亦不与阴争，故昼反轻耳。

雷公曰：邪既不与正相战，宜邪之退舍①矣，病犹不瘥，何也？

岐伯曰：重乃真重，轻乃假轻。假轻者，视之轻而实重，邪且重入②矣，乌可退哉？且轻重无常，或昼重夜亦重，或昼轻夜亦轻，或时重时轻，此阴阳之无定，昼夜之雄拘也。

雷公曰：然则，何以施疗乎？

岐伯曰：昼重夜轻者，助阳气以祛邪；昼轻夜重者，助阴气以祛邪，皆不可专祛其邪也。昼夜俱重，昼夜俱轻，与时重时轻，峻于补阴，佐以补阳，又不可泥于补阳而专于祛邪也。

陈士铎曰：昼夜之间，轻重自别。

注 释

①退舍：退为返，归。舍，房屋，引申为病位。退舍即病邪返回原处，或病邪消退。

②重入：重为增益，加重。重入即加重侵犯。

译 文

雷公请问岐伯说："可以从白天和夜间辨别疾病的轻重吗？"

岐伯说："病情有重有轻，应该可以从白天和夜间加以辨别。"

雷公说："辨别的原则是什么呢？"

岐伯说："阳病白天症状明显，显得重，阴病白天症状轻浅，显得轻；阳病夜间症状轻浅，显得轻，阴病夜间症状明显，显得重。"

雷公说："这是什么道理呢？"

岐伯说："阳病白天重夜间轻，是因为阳气在白天旺盛而在夜间衰弱；阴病白天轻而夜间重，是因为阴气在夜间旺盛而在白天衰弱。"

雷公说："阳病白天轻，阴病夜间轻，这是什么原因呢？"

岐伯说："这是因为阴、阳二气都虚少。"

雷公说："请明确解释。"

岐伯说："阳病白天重而夜间轻，是因为白天阳气和病气都旺盛，阳气没有衰弱，在与邪气的交锋中正气还有力量，所以白天症状反而较重。夜间阳气衰弱，阳气衰弱就不会与邪气争斗，而邪气也不与正气争斗，所以夜间病症反而较轻。阴病白天轻而夜间重，是因为夜间阴气和病气都旺盛，阴气没有衰弱，在与邪气的交锋中正气还有力量，所以夜间症状反而较重。白天阴气衰弱，阴气衰弱就没有力量与邪气争斗，而邪气也不与阴气争斗，所以白天病症反而较轻。"

雷公说："病邪既然不与正气相争斗，病邪就应该退避三舍了，可是疾病仍然不愈，这又是为什么？"

岐伯说："病症重是真正的重，病症轻是虚假的轻。假轻的，是看起来轻而实际上重，邪气加重侵犯，怎么会退去呢？至于那些轻重无常的病症，有的白天症状重夜间也重，有的白天症状轻夜间也轻，有的时重时轻，这是因为阴阳不稳定，所以难以受到昼夜变化的制约。"

雷公说："既然如此，那该如何治疗呢？"

岐伯说："白天重而夜间轻的，可以助长阳气以便祛除邪气；白天轻夜间重的，可以助长阴气以便祛除邪气，都不可以单纯地攻伐邪气。白天夜间都重的，或者白天夜间都轻的，或者症状时重时轻的，其治疗关键都在于补阴，同时辅以补阳，不可拘泥于补阳而专于祛邪。"

陈士铎说："昼夜之间，病情的轻重自然是有区别的。"

解阳解阴篇第七十七

原文

奢龙问于岐伯曰：阳病解于戌，阴病解于寅，何也？

岐伯曰：阳病解于戌者，解于阴也；阴病解于寅者，解于阳也。然解于戌者，不始于戌；解于寅者，不始于寅。不始于戌者，由寅始之也；不始于寅者，由亥始之也。解于戌而始于寅，非解于阴，乃解于阳也；解于寅而始于亥，非解于阳，乃解于阴也。

奢龙曰：阳解于阳，阴解于阴，其义何也？

岐伯曰：十二经均有气王①之时，气王则解也。

奢龙曰：十二经之王气，可得闻乎？

岐伯曰：少阳之气，王寅卯辰；太阳之气，王巳午未；阳明之气，王申酉戌；太阴之气，王亥子丑；少阴之气，王子丑寅；厥阴之气，王丑寅卯也。

奢龙曰：少阴之王，何与各经殊乎？

岐伯曰：少阴者，肾水也。水中藏火，火者阳也。子时一阳生，丑时二阳生，寅时三阳生，阳进则阴退，故阴病遇子丑寅而解者，解于阳也。

奢龙曰：少阴解于阳，非解于阴矣。

岐伯曰：天一生水，子时水生，即是王地，故少阴遇子而渐解也。

奢龙曰：少阳之解，始于寅卯，少阴、厥阴之解终于寅卯，又何也？

岐伯曰：寅为生人之首，卯为天地门户，始于寅卯者，阳得初之气也；终于寅卯者，阴得终之气也。

奢龙曰：三阳之时王，各王三时，三阴之时王，连王三时，又何也？

岐伯曰：阳行健②，其道长，故各王其时；阴行钝，其道促，故连王其时也。

奢龙曰：阳病解于夜半，阴病解于日中，岂阳解于阳，阴解于阴乎？

岐伯曰：夜半以前者，阴也；夜半以后者，阳也；日中以后者，阴也；日中以前者，阳也。阳病必于阳王之时先现解之机，至夜半而尽解也。阴病必于阴王之时先现解之兆，至日中而尽解也。虽阳解于阳，实阳得阴之气也；虽阴解于阴，实阴得阳之气也。此阳根阴，阴根阳之义耳。

奢龙曰：善。

陈士铎曰：阳解于阴，阴解于阳，自有至义，非泛说也。

（注 释）

①气王：经气旺盛。王，同"旺"。

②行健：运行壮健。

（译 文）

奢龙请问岐伯说："阳病缓解于戌时，阴病缓解于寅时，为什么？"

岐伯说："阳病缓解于戌时，是缓解于阴时；阴病缓解于寅时，是缓解于阳时。然而，缓解于戌时的，不是从戌时开始的；缓解于寅时的，也不是从寅时开始的。不开始于戌时的，从寅时开始；不开始于寅时的，从亥时开始。缓解于戌时而开始于寅时的，不是缓解于阴时而是缓解于阳时；缓解于寅时而开始于亥时，不是缓解于阳时而是缓解于阴时。"

奢龙说："阳病缓解于阳时，阴病缓解于阴时，其中有什么含义？"

岐伯说："十二经都有气旺的时辰，当经气旺盛的时候，疾病就会缓解了。"

奢龙说："十二经的旺气，可以讲给我听听吗？"

岐伯说："少阳经之气，旺盛于寅卯辰三个时辰；太阳经之气，旺盛于巳午未三个时辰；阳明经之气，旺盛于申酉戌三个时辰；太阴经之气，旺盛于亥子丑三个时辰；少阴经之气，旺盛于子丑寅三个时辰；厥阴经之气，旺盛于丑寅卯三个时辰。"

奢龙说："少阴经气的旺盛，为什么与其他各条经络不同呢？"

岐伯说："少阴经属肾水，水中藏有火，火就是阳。子时一阳生，丑时二阳生，寅时三阳生。阳进则阴退，因此阴病在子丑寅三个时辰得到缓解，而缓解的根本在于阳时。"

奢龙说："少阴病缓解于阳时，不是缓解于阴时。"

岐伯说："天一生水，水生于子时，就是水旺之地，因此少阴病遇到子时逐渐缓解。"

奢龙说："少阳病的缓解从寅卯二时开始，少阴、厥阴病的缓解则在寅卯二时结束，这又是为什么呢？"

岐伯说："寅是生人的开始，卯是天地的门户。开始于寅卯二时的，就是阳得到了初生之气；终止于寅卯二时的，就是阴遇到了终结之气。"

奢龙说："三阳经气的旺盛，分别旺盛在三个不同的时辰。而三阴经气的旺盛，则连续旺盛在三个时辰，这又是为什么呢？"

岐伯说："阳气的运行刚健，它的路径比较漫长，因此三阳经气的旺盛分别在三个不同的时辰；阴气的运行迟缓，它的路径比较短促，因此连续旺盛在三个时辰。"

奢龙说："阳病缓解于夜半子时，阴病缓解于日中午时，难道不是阳病缓解于阳时、阴病缓解于阴时吗？"

岐伯说："夜半之前的时辰属于阴，夜半之后的时辰属于阳；正午之后的时辰属于阴，正午之前的时辰属于阳。阳病必然会在阳气旺盛的时辰先出现缓解的时机，到夜半时分则全部解除。阴病必然在阴气旺盛的时辰先出现缓解的征兆，到正午时刻就会全部解除。虽然阳病缓解于阳时，实际上是阳得阴气；虽然阴病缓解于阴时，实际上是阴得阳气。这是阳以阴为根、阴以阳为根的根本含义。"

奢龙说："好。"

陈士铎说："阳病缓解于阴时，阴病缓解于阳时，自有其至为深刻的含义，并不是泛泛而论。"

真假疑似篇第七十八

原文

雷公问曰：病有真假，公言①**之矣。真中之假，假中之真，未言也。**

岐伯曰：寒热虚实尽之。

雷公曰：寒热若何？

岐伯曰：寒乃假寒，热乃真热。内热之极，外现假寒之象，此心火之亢也。火极似水，治以寒则解矣②。热乃假热，寒乃真寒，下寒之至，上发假热之形，此肾火之微也。水极似火，治以热则解矣③。

雷公曰：虚实若何？

岐伯曰：虚乃真虚，实乃假实④，清肃之令不行，饮食难化，上越中满，此脾胃假实，肺气真虚也，补虚则实消矣。实乃真实，虚乃假虚⑤，疏泄之气不通，风邪相侵，外发寒热，此肺气假虚，肝气真实也，治实则虚失矣。

雷公曰：尽此乎？

岐伯曰：未也。有时实时虚，时寒时热，状真非真，状假非假，此阴阳之变，水火之绝也。

雷公曰：然则，何以治之？

岐伯曰：治之早则生，治之迟则死。

雷公曰：将何法早治之？

岐伯曰：救胃肾之气，则绝者不绝，变者不变也。

雷公曰：水火各有其假，而火尤难辨，奈何？

岐伯曰：真火每现假寒，假火每现真热，然辨之有法也。真热者，阳证也。真热现假寒者，阳证似阴也，此外寒内热耳。真寒者，阴证也。真寒现假热者，阴证似阳也，此外热内寒耳。

雷公曰：外寒内热，外热内寒，水火终何以辨之？

岐伯曰：外寒内热者，真水之亏，邪气之胜也；外热内寒者，真火之亏，正气之虚也。真水真火，肾中水火也。肾火得肾水以相资，则火为真火，热为真热；肾火离肾水以相制，则火为假火，热成假热矣！辨真辨假，以外水试之，真热得水则解，假热得水则逆也。

雷公曰：治法若何？

岐伯曰：补其水，则假火自解矣。

雷公曰：假热之症，用热剂而瘥者，何也？

岐伯曰：肾中之火，喜阴水相济，亦喜阴火相引，滋其水矣。用火引之，则假火易藏，非舍水竟用火也。

雷公曰：请言治火之法。

岐伯曰：补真水则真火亦解也。虽然，治火又不可纯补水也，祛热于补水之中，则假破真现⑥矣。

雷公曰：善。

陈士铎曰：不悟真，何知假？不悟假，何知真？真假之间，亦水火之分也。识破水火之真假，则真假何难辨哉。

注 释

①公言：公开说。公，公开、公然。

②火极似水，治以寒则解矣：对于心火亢奋形成的假寒真热，应治以寒凉。

③水极似火，治以热则解矣：对于肾水衰微形成的假热真寒，应治以温热。

④虚乃真虚，实乃假实：正气虚弱之病，反现类似实证的假象。

⑤实乃真实，虚乃假虚：实邪结聚，反现类似虚证的假象。

⑥假破真现：假的被击穿，真的被显露。

译 文

雷公问说："病有真假，您已经讲了。真病中的假象，假病中的真象，您还没有讲过。"

岐伯说："寒热虚实可以详尽地说说。"

雷公说："寒热是怎么样的呢？"

岐伯说："寒可以是假寒，热却是真热。体内热到极点，外表就会出现假寒的症状，这是心火上亢的缘故。火旺到极点就如同水一样，因此用寒凉的方法治疗就可以痊愈。同时，热也会是假热，寒也会是真寒。若是下面的寒气到了极点，上面就会出现假热的症状，这是因为肾火衰弱。水旺到极点就如同火一样，用温热的方法来治疗就可以痊愈。"

雷公说："虚实又是怎样的呢？"

岐伯说："虚可以是真虚，实却是假实，清肃的功能失调，所以饮食难以消化，在上呕吐，中脘胀满，这是脾胃假实、肺气真虚，补益虚证，实证就会消除。实可以是真实，虚却是假虚，疏泄之气不通，风邪之气侵入，体表出现时寒时热的症状，这是肺气假虚、肝气真实，治疗实证，虚证就会消除。"

雷公说："内容全部在这里了吗？"

岐伯说："不止这些。有时实，有时虚；有时寒，有时热。症状的表现似乎是真的，其实并不是真的；症状的表现似乎是假的，其实不是假的。这是阴阳的变化，以及水火二气将要断绝的缘故。"

雷公说："那么，该如何治疗呢？"

岐伯说："治疗及时就可以生存，而治疗晚了就会死亡。"

雷公说："应当用什么方法及时治疗呢？"

岐伯说："挽救胃气和肾气，那么断绝之气将得以恢复，已经变化的就不再变化了。"

雷公说："水火有各自的真证和假证，特别是火的假证更难以辨别，该怎么应对呢？"

岐伯说："真火经常表现为假寒，假火经常表现为真热，但还是有办法对它们进行辨别的。真热是阳证。真热证而表现假寒之象的，是阳证又似阴，这是因为外寒内热。真寒是阴证。但真寒证却表现为假热之象的，是阴证又似阳，这是因为外热内寒。"

雷公说："外寒内热，外热内寒，到底怎样通过水火来辨别呢？"

岐伯说："外寒内热，是真水亏虚、邪气旺盛的缘故；外热内寒，是真火亏虚、正气不足的缘故。真水真火，是肾中的水火。肾火得到肾水的资助，此火就是真火，此热也是真热；肾火离开了肾水的制约，那火就成了假火，发热的也就变成假热了。辨别真热假热，可以用外水来试验，因为真热遇到冷水就会消退，假热遇到冷水就会加剧。"

雷公说："治疗的方法是什么呢？"

岐伯说："通过补益肾水，假火就会自行消退。"

雷公说："假热的病症，用温热的方剂也可以治愈，这是为什么呢？"

岐伯说："肾中的火，喜爱用阴水来相济，也喜欢阴火的引导，因此都可以滋养肾水。用阴火引导肾水，假火就容易伏藏，这不是舍弃肾水而是直接用火。"

雷公说："请讲述治疗火热的方法。"

岐伯说："补益真水，真火也就消退了。即使如此，治火又不能单纯补水，在补水之中兼用祛热的方法，这样假象就会被攻破，真象就会显现出来。"

雷公说："好。"

陈士铎说："不领悟真的本义，怎么会知道假象呢？不领悟假的本义，怎么会知道真象呢？真假之间，也就是水火的区别。看透了水火的真假，那么真象和假象又哪里难辨别呢？"

从逆窥源篇第七十九

原 文

应龙问曰：病有真假，症有从逆，予知之矣。但何以辨其真假也？

岐伯曰：寒热之症，气顺者多真，气逆者多假。凡气逆者，皆假寒假热也。知其假，无难治真矣。

应龙曰：请问气逆者，何症也？

岐伯曰：真阴之虚也。

应龙曰：真阴之虚，何遂成气逆乎？

岐伯曰：真阴者，肾水也。肾水之中有火存焉，火得水而伏，火失水而飞。凡气逆之症皆阴水不能制阴火也。

应龙曰：予闻阴阳则两相配也，未闻阴与阴而亦合也。

岐伯曰：人身之火不同，有阴火阳火，阳火得阴水而制者，阴阳之顺也；阴火得阴水而伏者，阴阳之逆也。

应龙曰：阴阳逆矣，何以伏之？

岐伯曰：此五行之颠倒①也。逆而伏者，正顺而制之②也。

应龙曰：此则龙之所不识也。

岐伯曰：肾有两歧，水火藏其内。无火而水不生，无水而火不长，不可离也。火在水中，故称阴火。其实水火自分阴阳也。

应龙曰：阴火善逆，阴水亦易逆，何故？

岐伯曰：此正显水火之不可离也。火离水而逆，水离火而亦逆也。

应龙曰：水火相离者，又何故欤？

岐伯曰：人节欲少而纵恣多，过泄其精，则阴水亏矣。水亏则火旺，水不能制火而火逆矣。

应龙曰：泄精损水，宜火旺不宜火衰也，何火有时而寒乎？

岐伯曰：火在水中，水泄而火亦泄也。泄久则阴火亏矣，火亏则水寒，火不能生水而水逆也。故治气逆者，皆以补肾为主。水亏致火逆者，补肾则逆气自安；火亏致水逆者，补肾而逆气亦安。

应龙曰：不足宜补，有余宜泻，亦其常也。何治肾之水火，不尚泻尚补乎？

岐伯曰：肾中水火，各脏腑之所取资也，故可补不可泻，而水

258

尤不可泻也。各脏腑有火无水，皆肾水滋之，一泻水则各脏腑立槁③矣。气逆之症，虽有水火之分，而水亏者多也。故水亏者补水，而火亏者亦必补水，盖水旺则火衰，水生则火长也。

应龙曰：补水而火不衰，补水而水不长，又奈何？

岐伯曰：补水以衰火者，益水之药宜重④；补水以长火者，益水之药宜轻⑤也。

应龙曰：善。

陈士铎曰：人身之逆，全在肾水之不足。故补逆必须补水，水足而逆者不逆也。

注 释

①颠倒：颠倒为反克现象，即五行中反侮。
②正顺而制之：五行相克的正常生克关系。
③立槁：枯干的意思。
④重：药物剂量宜大，或药力选用需峻。
⑤轻：药物剂量宜小，或药力选用宜缓。

译 文

应龙问说："病有真假之别，症有顺逆之分，我已经知道了。但是，如何辨别其中的真假呢？"

岐伯说："热证和寒证，病气顺从的多为真，病气逆乱的多为假。凡是病气逆乱的，都是假寒假热。知道了其中的假证，就不难治疗真证了。"

应龙说："请问气上逆的，是什么病症？"

岐伯说："是真阴虚弱。"

应龙说："真阴虚弱，如何会很快造成气上逆呢？"

岐伯说："真阴就是肾水。肾水之中蕴含有真火，火得到水的制约就会隐藏，火失去肾水的相济就会飞扬。凡是气逆的症状，都是因为阴水不能制约阴火。"

应龙说:"我听说阴和阳两者相配,没听说阴和阴也能相合。"

岐伯说:"人身上的火有阴火和阳火的区别。阳火得到阴水的制约,阴阳就会和顺;阴火受到阴水的压制,阴阳就会悖逆。"

应龙说:"阴阳悖逆了,应该如何制伏它们呢?"

岐伯说:"这就要使五行颠倒了。上逆是五行相侮而阴火藏伏,这正好用五行相克的正常生克关系来治疗。"

应龙说:"这是我所不了解的。"

岐伯说:"肾脏分为两路,水火隐藏在其中。没有火的资助水就不能生发,没有水的相济火也是难以生发,两者不能分离。火是在肾水之中的,所以称为阴火。实际上,水火已经自行分为阴阳了。"

应龙说:"阴火容易上逆,阴水也容易上逆,这是什么缘故呢?"

岐伯说:"这正是显示肾中的水火不能分离。若是火离开了水的节制,就会上逆;若是水离开了火的滋养,也会上逆。"

应龙说:"水火互相分离,这又是什么缘故呢?"

岐伯说:"人们节制性欲少而放纵性欲多,过多地外泄精气,就会造成阴水亏虚。阴水亏虚火就会炽旺,水不能制约火,火就会上逆了。"

应龙说:"精气外泄损伤了水,应当是火旺而不是火衰,为什么有时会出现火气虚寒呢?"

岐伯说:"火隐藏在水中,水外泄了,而火也会外泄。水长期外泄就会引起阴火亏虚,阴火亏虚了,水就变得寒冷,火不能滋养水,于是水就上逆了。因此,治疗气逆症,都是以补肾为主。因此,水亏虚而引起火上逆的,通过补肾就可以使逆气自安;火亏虚引起水上逆的,通过补肾也可以使逆气安宁。"

应龙说:"不足的应当补充,有余的应当排泄,这是常规疗法。为什么治疗肾水不足引起的火逆,不用泻法而只强调补肾呢?"

岐伯说:"肾脏中的水火二气,是各个脏腑取得营养的来源,所以只能补而不能泄,特别是水更不能泄。各脏腑都是有火没有水,全都是靠肾水来滋养。一旦泄水,这些脏腑立刻就会枯竭干涸。气逆之症,尽管有水火的区别,但更多的是阴水亏虚。因此,肾水亏的要补水,而火亏的也必须要补水,水旺火就会衰弱，只有肾水得以滋生，火才会生发。"

应龙说："补益肾水而火不会衰减，补益肾水而火不会生发，应该怎么办？"

岐伯说："通过补水来削弱火势的，补益肾水的药物剂量应该大；通过补水来助长火势的，补益肾水的药物剂量应当小。"

应龙说："好。"

陈士铎说："人体的水火二气上逆，都是因为肾水不足。所以，治疗上逆之症必须补水，肾水充足，上逆的也就不再上逆了。"

移寒篇第八十

原 文

应龙问曰：肾移寒①于脾，脾移寒于肝，肝移寒于心，心移寒于肺，肺移寒于肾，此五脏之移寒也。脾移热②于肝，肝移热于心，心移热于肺，肺移热于肾，肾移热于脾，此五脏之移热也。五脏有寒热之移，六腑有移热无移寒，何也？

岐伯曰：五脏之五行正也，六腑之五行副也。五脏受邪，独当其胜③；六腑受邪，分受其殃④。且脏腑之病，热居十之八，寒居十之二也。寒易回阳，热难生阴，故热非一传而可止。脏传未已，又传诸腑，腑又相传。寒则得温而解，在脏有不再传者，脏不遍传，何至再传于腑乎？此六腑所以无移寒之症也。

应龙曰：寒不移于腑，独不移于脏乎？

岐伯曰：寒入于腑而传于腑，甚则传于脏，此邪之自传也，非移寒之谓也。

应龙曰：移之义若何？

岐伯曰：本经受寒，虚不能受，移之于他脏腑，此邪不欲去而去之，嫁其祸也。

应龙曰：善。

陈士铎曰：六腑有移热，而无移寒，以寒之不移也，独说得妙，非无征之文。

注 释

①移寒：移为转移，传变。寒包括内寒、外寒。

②移热：转移热邪。

③独当其胜：单一抵抗外邪而取得祛邪的胜利。

④分受其殃：分别承受外邪而遭殃。

译 文

应龙问说："肾把寒邪转移给脾，脾把寒邪转移给肝，肝把寒邪转移给心，心把寒邪转移给肺，肺把寒邪转移给肾，这是五脏传变寒邪的规律。脾把热邪转移给肝，肝把热邪转移给心，心把热邪转移给肺，肺把热邪转移给肾，肾把热邪转移给脾，这是五脏传变热邪的规律。为什么五脏有寒热的传变，而六腑只有热的传变而没有寒的传变呢？"

岐伯说："五脏的五行作为主体处于正位，六腑的五行处于附属的地位。所以五脏受到邪气的侵犯，就完全依靠自身的力量抵抗外邪；而六腑受到邪气的侵犯，就只能分别承受外邪的伤害。而且脏腑的疾病，热证占十分之八，寒证占十分之二。寒证容易回复阳气，而热证难以滋生阴精，因此热证不是一传经就会停止，而是在五脏间的传变还没有停止，就又传变给相关的六腑，在六腑之间又相互传变。寒证得到阳气的温煦就可以解除，在五脏间就不再传变。既然五脏之间不再传变，又怎么还会传变给六腑呢？这就是六腑不再出现寒证传变的原因。"

应龙说："寒邪不传变到六腑，难道也不传变到五脏吗？"

岐伯说："寒邪入侵六腑后，并在六腑中传变，甚至还会传变给五脏。这是邪气自身的传变，不能称为寒证传变。"

应龙说："那么传变的含义是什么？"

岐伯说："本经受到寒邪的入侵，因为脏虚不能承受寒邪的侵袭，从而传变给其他脏腑，这是寒邪不想退却从而出现传变，是寒邪转嫁它的祸害。"

应龙说："好。"

陈士铎说："六腑只有热邪传变的现象，而没有寒邪传变的现象，是因为寒邪不能传变。论述独特奇妙，并不是没有依据的文章。"

寒热舒肝篇第八十一

原 文

雷公问曰：病有寒热，皆成于外邪乎？

岐伯曰：寒热不尽由于外邪也。

雷公曰：斯何故欤？

岐伯曰：其故在肝。肝喜疏泄，不喜闭藏。肝气郁而不宣，则胆气亦随之而郁，胆木气郁，何以生心火乎？故心之气亦郁也。心气郁则火不遂，其炎上之性，何以生脾胃之土乎？土无火养，则土为寒土，无发生之气矣。肺金无土气之生，则其金不刚，安有清肃之气乎？木寡于畏，反克脾胃之土，土欲发舒而不能，土木相刑①，彼此相角②，作寒作热之病成矣。正未尝有外邪之干③，乃五脏之郁气自病。徒攻其寒而热益盛，徒解其热而寒益猛也。

雷公曰：合五脏以治之，何如？

岐伯曰：舒肝木之郁，诸郁尽舒矣。

陈士铎曰：五郁发寒热，不止木郁也。而解郁之法独责于木，以木郁解而金土水火之郁尽解。故解五郁惟尚解木郁也，不必逐经解之。

注　释

①刑：这里指残杀。

②角：这里是指争斗的意思。

③干：这里指侵犯。

译　文

雷公问说："寒热往来并作之证，都是由外来的邪气引起的吗？"

岐伯说："寒热往来并作之证，不全是由外来的邪气引起的。"

雷公说："那是什么原因呢？"

岐伯说："其中的原因在肝。肝喜欢疏泄，不喜欢郁闭。若是肝气郁闭而不能宣发，那么胆气也随之郁闭，胆木之气郁闭，还怎么能生起心火呢？因此，心气也就随着郁闭了。心气郁闭，就会导致火气不能上达，而火具有炎上的特性，又怎么能够资生脾胃之土呢？土失去了火的资养，土变为寒土，也就会缺乏生发之气了。肺金缺乏土气的生发，那么它的金性就不再刚硬，怎么会有清肃之气呢？木气少了又畏惧金气，反过来克伤脾胃的土气，土气想舒发而不能舒发，土与木相互刑克，彼此相互争斗，时寒时热的病症就形成了。这正是没有外来的邪气侵犯，只是五脏的郁气自己引发的病。徒然攻伐其中的寒证，发热就会更加严重；徒然清除其中的发热，寒证也会更加猛烈。"

雷公说："怎样才能配合五脏来治疗呢？"

岐伯说："只要舒散肝木的郁气，其他各种郁气都可以舒散了。"

陈士铎说："五种郁闭都可以引发寒热往来并作的病症，不只是木郁才会引发。而解除郁闭的方法唯独从木入手，因为木郁解除了，金、土、水、火的郁闭就会全部舒散了。因此要解除五种郁闭之证，只需要善于解散木郁，没有必要逐经来解除。"